MEMOIRE

SUR

LES CAUSES

DE LA VOIX DE L'HOMME,

ET

DE SES DIFFERENS TONS.

M. DCCIII.

AVERTISSEMENT.

CE Memoire a été lû par son Auteur dans l'Assemblée publique de l'Academie Royale des Sciences & des Arts le 13. Novembre 1700. Comme la lecture de semblables discours ne doit regulierement occuper l'Audiance que demie-heure ; l'Auteur fut obligé d'en reduire 8 pages en une seule. Par la même raison il fut contraint de s'abstenir sur certains articles d'un détail qui n'auroit été ny suivy ny compris par la plus grande partie d'une Assemblée publique. Enfin il se contenta de prévenir les objections les plus ordinaires, & pour celles qui ne pouvoient naître que dans l'esprit de ceux qui approfondissent les matieres, il les mit en reserve avec quelque litterature qui regarde l'Histoire du progrez des Sciences dans la matiere dont il s'agit. On donne icy le Memoire dans toute son étenduë. On trouvera donc plusieurs propositions prouvées qui n'avoient été qu'anoncées dans la lecture de l'endroit qu'on avoit abregé. Et à l'égard des Supplémens que l'Auteur a crûs utiles ou necessaires, il en a composé durant l'impression du Memoire, les Notes qui sont à la fin. Une personne trés-habile a trouvé que l'Auteur du Memoire auroit pû dire beaucoup plus qu'il n'a dit pour la deffense de la Physique & des Physiciens dans la Note sur le renvoy [x] contre un passage injurieux à la vraye Physique & aux vrais Physiciens. Il en convient, il ajoûte même qu'on pourroit faire un petit Volume de ce qu'on auroit à dire sur ce passage. Mais il n'a pas crû qu'une simple pensée vraisemblablement échappée à l'Auteur du passage & destituée de toute preuve, exigeât une réponse complette; celle-cy ne paroissant que trop suffisante. Il croit même qu'on auroit pû renvoyer l'Auteur du passage pour toute réponse à la Préface de l'Histoire de l'Academie Royale des Sciences, où M. de Fontenelle a si bien fait sentir l'élevation de la Physique & ses utilités.

Au reste le peu qu'on à dit du sifflet de l'homme sous la Note [y] suffiroit pour confirmer tout ce qui a été dit des usages de la glotte dans le Memoire. C'est pour cette raison qu'on n'ajoûte rien à cette note. On pourra dans la suite développer tout cela, s'il est necessaire, dans un Memoire particulier, sous le titre de Supplément des Notes sur le Memoire de la voix, avec les autres choses qui seront jugées dignes d'être plus expliquées qu'elles ne le sont dans ces Notes. C'est principalement pour prendre sur cela l'avis des personnes intelligentes qu'on a fait tirer en particulier un nombre de copies de ce discours, qui fait partie du receuil des Memoires de l'Academie durant l'année 1700.

MEMOIRE

Sur les causes de la voix de l'Homme, & de ses differens tons.

ON ne peut trop approfondir les usages des parties ny parler trop précisément sur cette matiere. Cette recherche & cette exactitude ne se termine pas à des découvertes purement curieuses, & absolument inutiles. On ne peut regarder comme tel un des principaux fondemens de la Theologie naturelle, & d'ailleurs la connoissance exacte des usages, est souvent trés necessaire dans la pratique de la Medecine. Car, par exemple, comment appliquer avec intelligence les remedes utiles aux maladies de la voix, si on attribuë la voix à des parties qui n'y ont nulle part, & si on ne sçait précisément quelle est la partie qui la produit ? [a] Preliminaires. 1 Utilité de ce Memoire.

Il y a plus de 1500 ans que Galien a dit que la glotte est le principal organe de la voix. C'est une petite ouverture en fente longue de 4 à 8 lignes, à l'extremité du canal de l'âpre artere au fond de la gorge. La figure de cette fente lorsqu'elle s'est mise en état de produire la voix, semble être composée de l'intersection de deux cercles égaux. [b] Voila le principal organe de la voix, selon Galien, [c] qui semble être le premier qui ait reconnu cette verité. Cependant il est clair par tout ce qui nous reste de l'antiquité sur cette matiere, que Galien luy-même, [d] aussi-bien que tous ceux qui l'ont precedé, [e] ont crûque l'âpre artere contribuoit par son canal au son de la voix. [f] Car ils ont comparé son usage à celuy du corps d'une flûte, & il est certain que tous les Grecs qui ont suivi Galien ont supposé cet usage de l'âpre artere dans toute la pratique de la Medecine pour les maladies de la voix. [g] Presque tous les Modernes dont j'ay 2 Ce que les Anciens ont pensé des organes de la voix. *V. la figure de la glotte dans les notes, sous la note u.*

connoiſſance, ſans excepter les Anatomiſtes; Veſale même [h], qui ſemble avoir affecté de contredire Galien en beaucoup d'autres choſes, & les Auteurs qui ont écrit d'Anatomie depuis Veſale dans ce ſiecle, & juſques à ces derniers temps ont crû, comme les Anciens, que l'âpre artere avoit par ſon canal au moins quelque part au ſon de la voix. Fabrice d'Aquapendente, qui écrivoit ſur la fin du ſeiziéme Siecle, [i] ne s'eſt point expliqué ſur cela, & en a parlé comme un homme qui craint de ſe méprendre. Mais aucun autre de ceux qui ont écrit depuis Veſale juſques à Fabrice, (au moins que je ſçache) ne l'a imité dans cette retenuë. [k]

3 Occaſion & plan de ce Memoire. 12 propoſitions qui en font tout le ſujet.

Cette contradiction enveloppée de la Theorie phyſique avec elle-même, & la contradiction manifeſte entre ce qu'il y a de vray dans cette Theorie, & la pratique de la Medecine m'ont engagé à démêler la premiere contradiction, & à approfondir la ſeconde. Et à cette occaſion, je crois m'être apperçu de pluſieurs choſes que je regarde comme autant de veritez peut-être inconnuës juſqu'à preſcrit, [l] certainement moins connuës qu'il n'auroit été à ſouhaiter pour éclairer la pratique de la Medecine, & pour la verité de la Theorie phyſique.

Voicy le Sommaire de ces veritez.

1. 1°. S'il eſt vray, comme on n'en peut douter, que la glotte ſoit le principal organe formel de la voix, elle en eſt l'organe unique & le canal de l'âpre artere n'y peut avoir aucune part formelle.

2. 2°. Si l'âpre artere n'a pas à l'égard de la glotte l'uſage du corps d'une flûte à l'égard de ſa languette, la bouche doit avoir à l'égard de la glotte l'uſage du corps d'un autre inſtrument à vent d'une eſpece inconnuë à la Muſique.

3. 3. La bouche ny les narines n'ont nulle part à la production de la voix, mais contribuent beaucoup au ſon de la voix, c'eſt à dire à ſa force & à ſon agréement; & ſur tout les narines.

4. 4°. La bouche ne fait rien à la production des tons, mais il eſt évident qu'elle les favoriſe en s'y proportionnant.

5°. Les proportions de la concavité de la bouche avec les 5.
tons sont trés probablement des proportions harmoniques.
Ce ne sont pas les proportions harmoniques prochainement
répondantes à chacun des tons de la voix, mais des proportions harmoniques éloignées.

L'usage de la bouche en cecy n'a nul rapport à celuy du 6.
corps des flûtes, ny des haut-bois, ny à celuy du corps des
jeux d'orgue à bizeau.

Il n'a nul rapport à l'usage de la plûpart des tuyaux des 7.
jeux d'anche de l'orgue, hors ceux d'un seul de ces jeux,
& seulement pour le corps du tuyau & non pour l'anche.

La glotte seule fait la voix & tous ses tons. 8.

La glotte n'est pas une anche. 9.

Son usage ne peut être bien expliqué par celuy de l'anche 10.
des haut-bois, & beaucoup moins par les anches de l'orgue.

Ny par aucun instrument à vent qui soit en usage pour 11.
la Musique.

Tout l'effet de la glotte pour les tons dépend de la ten- 12.
sion de ses levres, & de ses differentes ouvertures, ce qui comprend manifestement la plus grande merveille qui soit dans les mouvemens volontaires, & par consequent une des plus fortes preuves que la Physique puisse offrir à la Theologie naturelle pour rendre sensible, & comme palpable la science & la puissance infinie du Createur.

m C'est en abregé ce que j'ay dessein d'exposer au jugement de l'Assemblée. Si les Anciens [m] & presque tous les Modernes se sont trompez en quelques-unes de ces choses & n'ont pas apperçeu les autres, il est certain que ce n'a été ny manque de genie ny faute d'application, mais par un certain ébloüissement dont les plus grands hommes sont capables. En effet un esprit mediocre avec un peu d'attention, peut voir d'un coup d'œil la verité & les preuves de presque tout ce qui vient d'être énoncé en rappellant ces choses aux principes de Musique & de Physique les plus vulgaires. Les voici.

4. 8 Principes d'où dépendent les verités qui seront établies dans ce Memoire.

La voix est un son. 1.

Tout son est l'effet d'un air battu violemment. 2.

3. La matiere de la voix est l'air contenu dans les poulmons poussé de bas en haut, du dedans au dehors.

4. Le resonnement de quelque son que ce soit, & par consequent celuy de la voix, suppose la voix déja formée & n'est que la suite du son.

5. Les corps resonnans qui sont visibles, sont ceux qui étant frappez de l'air porteur du son, sont capables de reflexion & de ressort, & par consequent de vibration.

6. Les corps sonnans & resonnans visibles, sonnent & resonnent suivant leur dimension en longueur.

7. C'est cette dimension qui leur donne le ton.

8. Les corps resonnans resonnent particulierement selon l'égalité où les proportions harmoniques de leur dimension, c'est à dire de leur ton avec le son auquel ils répondent ; & ils y répondent plus & moins, selon le degré de cette proportion, depuis l'unisson & les proportions harmoniques les plus proches, jusques aux proportions harmoniques les plus éloignées.

Tout cela se trouve vray dans tous les Instrumens de Musique, mais plus sensiblement dans les Instrumens à vent que dans les autres.

Voila les principes de tout ce que j'ay à dire sur la voix & sur les tons de la voix. Pour trouver tout le reste des veritez exposées dans ce discours, il n'y auroit, par maniere de dire, qu'à se laisser aller au cours des consequences qui naissent immediatement & trés-naturellement de ces principes. Reste à les expliquer pour en épargner la peine à l'Auditeur.

I. L'âpre artere ne fait que fournir la matiere de la voix.

J'ay dit que l'âpre artere ne fait rien au son de la voix, ny au resonnement ; & j'avois crû qu'il suffisoit de le dire, & qu'il ne falloit qu'un coup d'œil pour voir cette verité dans les principes. Mais ayant communiqué ce discours à des personnes éclairées, leurs objections m'ont fait voir qu'il ne sera pas inutile de prouver cette proposition, dont la verité est trés-importante à la pratique de la Medecine dans les maladies de la voix. Il la faut donc prouver au moins sommairement.

On ne parle & on ne chante qu'en rendant l'air. Le canal de l'âpre artere ne peut produire aucun ſon de voix que par l'air qui y paſſe de bas en haut dans l'expiration. Il faudroit pour cet effet que l'air qui y paſſe durant qu'on parle ou qu'on chante, y paſſât non ſeulement avec vîteſſe, mais avec violence. Or cela n'eſt pas ainſi. Lors qu'en chantant on eſt obligé de reprendre haleine, on reſpire avec une extrême vîteſſe, & toutefois ſans bruit, parce que la glotte eſt relâchée; mais dans le chant actuel, on rend l'air lentement & avec un ménagement extrême. De plus l'air en ſortant des poulmons ne trouve rien qui luy faſſe obſtacle ny violence depuis le fonds du poulmon juſqu'au bas de l'âpre artere, paſſant inſenſiblement des bronches plus étroits aux plus larges. Il en trouve encore moins depuis le bas du large canal de l'âpre artere juſqu'à la glotte excluſivement. Juſque là nulle violence; donc nul ſon.

Mais cet air ménagé & pouſſé lentement juſqu'à cet endroit venant à ſe preſenter à la glotte, étreſſie par ſes lévres plus ou moins bandées pour produire la voix ou ſes tons, & y paſſant avec une vîteſſe plus ou moins grande, mais toûjours précipitée: l'air fait & ſouffre violence dans ce détroit, & par luy-même & par le détroit en pluſieurs manieres qui ſeroient trop longues à expliquer.[n] Voila donc l'endroit précis du ſon. Il eſt donc tout entier de la glotte & point du tout du canal de l'âpre artere, encore moins du canal du larynx. II. La glotte ſeulle produit la voix

Mais peut-être ce canal aura-t-il quelque part au reſonnement. Cela ſe pourroit, ſi on chantoit en reſpirant l'air, mais on ne chante qu'en l'expirant. Or l'air pouſſé lentement paſſe de vîteſſe par la glotte dans la bouche avec le ſon dont il eſt porteur; & c'eſt la bouche qui reſonne & répond à ce ſon, & le ſon ne peut rebrouſſer dans le canal de l'âpre artere au travers & contre le cours du torrent d'air qui paſſe de vîteſſe de ce canal dans la bouche par la glotte.

Ce n'eſt pas que ce canal ne fût trés-propre au reſonnement; mais il faudroit pour cela, ou que la glotte fût au bas de l'âpre artere, comme elle eſt dans pluſieurs eſ- En quels cas le canal de l'âpre artere, com-

roit avoir part au resonnementr peces d'oiseaux de riviere, qui par cette raison ont une trés-grande voix, ou que dans l'homme dont la glotte est au haut de l'âpre artere, la voix qui se forme par un cours d'air de bas en haut, & du dedans en dehors, se formât par un cours d'air tout opposé, & qu'alors la glotte fût assez bandée pour jetter un son. Et c'est ce qui arrive manifestement dans les toux convulsives nommées vulgairement *Quintes*, & aprés de longs éclats de rire. Car aprés avoir toussé ou ry à perte d'haleine, l'air pompé violemment de dehors en dedans, & de haut en bas par la poitrine au travers de la glotte convulsée étressie ou naturellement étroite comme aux enfans, jette en passant au travers de cette fente un son plus aigu que celuy de la toux, & quelquefois à la quinte de celuy-cy, ce qui peut être la raison du nom. Ce son formé par le cours précipité de l'air pompé violemment de haut en bas, étant porté dans le canal de l'âpre artere, elle y répond par un resonnement si éclatant, que souvent il se fait entendre des maisons voisines, & d'un côté de ruë à l'autre.

Mais ce son n'est pas la voix dont il s'agit; & ce même son fait voir par la raison des contraires, que le canal de l'âpre artere ne peut être dans l'homme à l'égard de la voix, que ce que le porte-vent est dans l'orgue, & que l'usage du corps de l'Instru ment à vent ne peut être imité que par la double concavité composée de celle de la bouche & de celle des narines, Fabrice appelle par cette raison cette double concavité, *canal exterieur*. Il l'appelle ainsi pour le distinguer du *canal interieur*, c'est à dire, de la trachée artere. Je crois avoir prouvé que ce canal interieur n'a nulle part formelle à la voix. C'est dans ce discours, la seule verité qui soit de quelque importance à la pratique de la Medecine pour les maladies de la voix. Le reste regarde la Physique & les arts qui servent la Musique pratique.

III. La concavité de la bouche n'a nulle part à la production de la

Quelque different que ce canal exterieur paroisse de celuy de tout autre Instrument à vent par l'inégalité des parties dont il est composé, la plûpart étant molasses & semblant peu capables de resonnement; il est clair & avoüé qu'il y fait un grand effet au moins par le palais & par les narines, & sur tout par les narines. Cela se connoît par l'alteration du son de la voix dans les rheumes de la tête, & quand il arrive par quelque accident ou par une negligence affectée que l'air ne passe pas avec liberté par le nez ou n'y passe point du tout. Et cecy bien consideré fait voir que la concavité des narines fait beaucoup plus que la bouche à l'agréement de la voix, & combien est fausse la phrase populaire, *parler* ou *chanter du nez*; puisque quand le nez est bouché, le son de la voix n'est desagreable que parce qu'on ne chante & qu'on ne parle que de la bouche, & que le son qu'elle jette n'est pas mêlé de celuy que les narines ont coûtume d'y contribuer, comme chacun peut connoître en chantant la bouche fermée. Car alors on chante vraiment & uniquement par le nez. Cependant le son de la voix n'a rien de desagreable, au lieu que si on chante de la bouche seule, le nez étant serré, & par consequent sans que le nez ait aucune part au son de la voix, alors le son de la voix de l'homme tient de celuy de la voix du Canard; ce qui est proprement ce qui s'appelle, parler ou chanter du nez.

voix, mais elle y répond au plus comme le canal d'un Instrument à vent.

La concavité des narines a beaucoup plus de part que la concavité de la bouche à l'agréemẽt du son de la voix.

Et c'est ce qui donne lieu d'entrevoir, que toutes les differentes consistances des parties de la bouche, même de celles qui sont les plus délicates & les plus floüettes, contribuënt au resonnement chacune en leur maniere & trés-differemment, en sorte qu'on peut dire que c'est de cette espece d'assaisonnement de plusieurs differens resonnemens, que resulte tout l'agréement de la voix de l'homme inimitable à tous les Instrumens de Musique. Les Organistes semblent vouloir imiter cette industrie, car on ne tire presque jamais pour un seul Registre en joüant de l'orgue, n'y ayant aucun jeu entre les 24 ou 25 jeux des grandes orgues, même parmy les jeux du son le plus agreable, que les Organistes n'accompagnent exprés de quelque autre, & dont l'agréement n'augmente par le mêlange d'un ou plusieurs autres jeux.

Cela fait voir qu'encore que la voix paroisse un son fort simple, elle est en effet un son fort composé.

Il y a donc raison de considerer la bouche comme le corps

IV. d'un Instrument à vent, au moins pour les resonnemens.

Ce resonnement naît de la proportion de la profondeur de la concavité de la bouche avec les tons de la voix.

Il y a beaucoup d'apparence que ce resonnement ne consiste pas en une reflexion simple, comme pourroit être le resonnement d'une voûte, mais un resonnement proportioné aux tons jettez dans la bouche aprés avoir été formés par les differentes ouvertures de la glotte. Car la concavité de la bouche & des narines, s'allonge & s'accourcit; & elle s'allonge toûjours à l'occasion des tons bas, & s'accourcit toûjours à l'occasion des tons hauts. J'ay crû long-temps être Inventeur de cette observation, ne l'ayant trouvée ny dans les Anciens, ny en aucun Auteur de ce siecle. Mais en remontant je l'ay veuë bien marquée dans Fabrice d'Aquapendente, qui l'a enseignée dés la fin du seizième siecle, ° sans que personne que je sçache ait depuis fait aucune mention ny aucun usage de cette découverte. °

Ce n'est point pour former des tons,

mais pour s'y proportioner.

Cet Auteur s'est pourtant trompé dans quelques circonstances de l'usage qu'il a donné à canal exterieur. Car ce n'est point pour former des tons que ce canal exterieur s'allonge & s'accourcit, moins encore pour les accords de quinte, d'octave & de double octave, à la maniere de la trompette, comme Fabrice l'a crû. Mais c'est seulement pout se proportioner plus favorablement aux tons hauts, qu'il s'accourcit & qu'il s'allonge pour les tons bas. La preuve en resulte des principes posez pour le son, le resonnement, les vibrations & les tons. Cette preuve se confirme en ce que le canal s'accourcit & s'allonge de plus en plus à tout changement de ton, quel qu'il soit, petit ou grand, & même quelque leger que soit le changement. Car il s'allonge de plus en plus, en baissant de demi ton en demi ton, de quart de ton en quart de ton, jusqu'au ton le plus bas Il s'accourcit de plus en plus en haussant insensiblement jusqu'au ton le plus haut, & jamais le ton ne baisse ou ne hausse pour peu que ce soit sans être accompagné de ces changemens, selon qu'ils luy conviennent; en sorte qu'on les doit supposer dans les moindres changemens de ton, comme on le voit sensiblement dans tous les tremblemens; car ils sont tous composez de haut & bas, de l'intervalle d'un d'un ton ou d'un demi ton majeur ou mineur qui ne different au plus que d'un 9e de ton. Aussi voit-on le nœud du larynx hausser & baisser alternativement & sensiblement dans tous les tremblemens, haussant pour le demi ton d'enhaut, & baissant pour le demy ton d'enbas. Or le larynx haussant accourcit le canal exterieur & l'allonge en s'abaissant.

Voicy comment ce changement de dimension arrive. L'âpre artere se raccourcit ; & se raccourcissant s'élargit elle-même à l'occasion de tous les abaissemens de ton qui exigent une plus grande dépense d'air, tels que sont les tons graves. Au contraire l'âpre artere est allongée & bandée, & par consequent étressie par l'ascension du larynx dans le fond de la gorge de plus en plus à mesure que les tons vont montant, & par consequent dépensant moins d'air. Cet accourcissement & cet allongement se rendent sensibles par le haussement & baissement du nœud de la gorge.

Le canal exterieur ne s'allonge & ne s'accourcit que par l'accourcissement & l'allongement de l'âpre artere.

Cet accourcissement de l'âpre artere pour les tons bas, & cet allongement pour les tons hauts, est une preuve démonstrative, non seulement que le canal de l'âpre artere ne fait rien au ton de la voix, mais qu'il ne répond pas même à ces tons par luy-même ; puisqu'il s'allonge quand il devroit s'accourcir, & qu'il s'accourcit quand il devroit s'allonger, s'il formoit ces tons ou s'il y répondoit. Mais je dois ajoûter que cela prouve en même-temps que le canal de l'âpre artere fait beaucoup plus que les porte-vents artificiels, puisqu'il s'accourcit pour allonger, & qu'il s'allonge pour accourcir la profondeur du canal de la bouche à proportion de toutes les differences de ton, de demi ton, & de leurs subdivisions. Cela suppose une manœuvre prodigieuse dans l'execution des 6 parties de la Musique vocale : car à ne compter que les seuls tons ou demi tons qui s'executent par ces 6 parties, on reconnoît que le seul canal exterieur represente, au moins dans les 6 parties de la Musique, les 50 tuyaux qui répondent au 50 marches qui remplissent les 4 octaves de l'orgue, y ayant autant de tons & demi tons ausquels il doit répondre selon le degré particulier de chacun de ses tons & demi tons,

Preuve démonstrative, 1. Que l'âpre artere ne fait rien aux tons non plus qu'au son de la voix, & 2. Qu'elle n'est pas un simple porte-vent.

ſans compter les ſubdiviſions vulgaires du ton & du demi ton qui font monter ce nombre à une ſomme beaucoup plus grande, c'eſt à dire au moins à 216. car chaque octave eſt une intervalle équivalent au moins à 6 tons, tout le clavier eſt donc équivalent à 24 tons; chaque ton eſt diviſé vulgairement en 9. commas, quelques uns luy en donnent 11, d'autres beaucoup plus, comme on verra cy-aprés. Or 9 fois 24 font 216. Le porte vent dont il s'agit, c'eſt à dire l'âpre artere, produit tous ces differens accourciſſemens en s'allongeant, & tous ces differens allongemens en s'accourciſſant dans une proportion reglée & ſi delicate dans l'étenduë de chacune des ſix parties de Muſique, que les differences de ces changemens de l'âpre artere dans l'étenduë de 4 octaves qui comprennent l'étenduë de ces parties de la Muſique, ne vont au plus qu'à la 9e partie d'une ligne. En voicy la preuve. Une octave entiere n'exige au plus qu'un demi poulce de difference d'aſcenſion ou de deſcente du nœud de la gorge d'un bout à l'autre, c'eſt environ 2 poulces pour 4 octaves. Or dans 2 poulces il y a 24 lignes, dans l'intervalle deſquelles il faut trouver au moins 216 diviſions, ce qui fait un 9e de ligne pour intervalle d'une difference à l'autre. On verra cy aprés de combien on devroit augmenter ce nombre de ſubdiviſions, ſi on vouloit deſcendre dans le detail des ſubdiviſions non ſeulement poſſibles, mais actuelles, qui s'executent tous les jours dans les chants ſans qu'on y faſſe aucune reflexion. Voila pour le porte vent ou *canal interieur*. Il faut maintenant voir en quelle proportion le canal exterieur, c'eſt à dire, la bouche, répond à toutes ces differences.

puiſqu'elle s'allonge & s'accourcit à proportion que le canal exterieur a beſoin de ſe proportioner à 216 degrés de ton dans toute l'étenduë de la Muſique.

5. En quelle proportion la concavité de la bouche répondent aux differens tons & demi tons de la voix & à toutes les ſubdiviſions de ces intervalles.

Dans les flûtes, dans les haut-bois & dans l'orgue dont tous les jeux ſe rapportent à l'un ou à l'autre de ces deux genres d'Inſtrument à vent, tout le ton vient de la longueur. Ces longueur meſurées, ſelon les proportions harmoniques, ſont invariablement affectées chacune à ſon ton. C'eſt pourquoy les Organiſtes deſignent le ton par cette dimenſion. Le C. ſol ut d'enbas du Claveſſin eſt à l'uniſſon d'un tuyau de 8 pieds dans l'orgue. Le C. ſol ut d'aprés en montant, ſonne 4 pieds, ſelon la proportion de l'octave d'1 à 2, & ainſi dans toutes les 4 octaves du clavier ; 2 pieds, un pied, demi pied & à proportion de tous les autres accords. La quinte dans la proportion de 2 à 3. La quarte de 3 à 4, & ainſi des autres.

Cette meſure préciſe du canal ne ſe peut ſuppléer dans tous les jeux qui ſont du genre des flûtes, ny même dans 4 des 6 jeux d'anche qui ont tous rapport aux haut-bois, comme dans les jeux de l'orgue, nommez la Trompette, le Clairon, les Cromornes. Ce n'eſt donc pas là qu'il faut chercher la cauſe des tons de la voix de l'homme. Ce n'eſt pas dans les flûtes, parce qu'on n'y peut jamais ſuppléer la longueur pour les tons ny dans les jeux d'anche qui viennent d'être nommez, parce qu'il faut de toute neceſſité qu'ils ayent cette meſure préciſe, non pas pour le ton, mais pour jetter le ſon qui les diſtingue entre eux & d'avec les flûtes dans le ton qu'ils ſonnent. Or il eſt impoſſible de trouver dans l'homme de ſemblables meſures.

1. Que ce n'eſt pas dans les proportions harmoniques definies par les moindres nombres ; c'eſt à dire, premieres.

La preuve en eſt bien aiſée. Le canal exterieur de l'homme ; c'eſt à dire la concavité de la bouche meſurée depuis les lévres juſqu'au fond de la gorge, ne peut avoir que quatre poulces & demy ou cinq poulces au plus quand les lévres ſont avancées, comme quelques voix de baſſe les avancent quand elles veulent ſonner leurs tons les plus bas. Le larynx dans ſon plus grand abaiſſement qui accompagne toûjours le ſon le plus bas, n'y peut guere ajoûter qu'un poulce de profondeur. Poſons donc ſix po[illegible] Or les voix de Baſſe bien creuſes peuvent aller ju[illegible] l'uniſſon d'un tuyau de 8 pieds de long, 16 fois autant que la profondeur de leur canal exterieur. On ne peut donc comparer celuy de l'homme au corps d'aucun des Inſtrumens, où la longueur ne peut être ſupplée.

Preuve.

Reſte donc à voir ſi nous trouverons cette comparaiſon dans les jeux de la Regale à vent, [a] ou dans le jeu nommé *Voix humaine* dans les grandes orgues.

2. Que c'eſt dans les proportions harmoniques éloignées.

Ces jeux ſont à l'uniſſon des plus grands jeux d'anche de l'orgue, dont le C. ſol ut d'enbas a 8 pieds de long.

Cependant le plus long tuyau de la regale à l'uniſſon de ce C ſol ut, n'a au plus que 4 poulces, & le plus long dans la voix humaine de l'orgue n'en a que 6. On peut donc dire que le canal exterieur de la voix de l'homme a quelque proportion avec ces jeux, & qu'il eſt dans une dimenſion moyenne entre l'un & l'autre. Mais comment ſe peut il faire que ce jeu dans l'orgue ſoit à l'uniſſon des grands jeux d'anche ? C'eſt que dans ces jeux, l'anche fait tout le ton, & le tuyau ne fait que favoriſer le ſon, au lieu que dans les autres jeux d'anche qui ont les grandes dimenſions, le ton n'eſt pas ſeulement celuy de l'anche, mais encore celuy de la dimenſion du tuyau. Cela ſe voit par l'accord de ces grands tuyaux d'anche qui conſiſte à ajuſter le ton de l'anche au ton du tuyau. Cet ajuſtement conſiſte à donner à la languette de l'anche aſſez de longueur pour égaler ſes vibrations qui ſont comme celles des pendules à celles du tuyau, qui ſont comme les vibrations des cordes bandées. Voila la raiſon de la difference des grands jeux d'anche, & de celuy qu'on appelle voix humaine. Rien ne peut être comparé dans l'homme aux corps des tuyaux du jeu d'anche que tout le canal de la concavité de la bouche & des narines; car le tuyau trés court compoſé de la partie du larynx qui eſt au deſſus de la glotte, n'ayant guere que demy poulce, & étant incapable d'allongement & de raccourciſſement, ne peut ſeul entrer en comparaiſon avec le corps des tuyaux du jeu de voix humaine.

Mais en quelle maniere le tuyau favoriſe-t-il le ſon, même dans le jeu de voix humaine ? Eſt-ce ſeulement en l'augmentant ? Eſt-ce encore en s'y proportionnant ? C'eſt certainement en la premiere maniere, car le ton de ces jeux eſt fort éclatant. Et c'eſt encore, & plus que probablement, en s'y proportionnant. Car dans la Regale, les tuyaux depuis le bas du clavier juſque au haut, vont diminuant inſenſiblement depuis 4 pouces qui font 48 lignes juſques à peu plus de 12 lignes ſelon le progrés du ſon le plus grave au ſon le plus aigu; & dans la voix humaine de l'orgue, les tuyaux vont en baissant insensiblement depuis 6 poulces environ jusques à 4 poulces ou environ, selon le même progrés.

3. Que cette proportion est déterminée & précise en nature, & par quel moyen on pourroit parvenir à la déterminer pour les ouvrages des Facteurs de Regale à vent.

Ce n'est veritablement qu'en tâtonnant que les Facteurs arrivent à cette proportion. Mais cependant on y arrive, ou on en approche. Car c'est ce qui fait la difference des bons & des mauvais Ouvriers, des bons & des mauvais ouvrages. Mais ne pourroit-on pas arriver à connoître & à déterminer cette proportion ? Cela ne me paroît pas impossible, si on la cherche dans des diapazons aussi éloignés qu'il faut pour comparer les petites dimensions avec les grandes en quelqu'une des proportions harmoniques, & peut-être en viendroit-on à bout ; de sorte qu'on pourroit donner aux Facteurs d'orgue une pratique certaine pour les jeux de Regale & de voix humaine en examinant les tuyaux de la Regale d'anche, comme si c'étoit une Regale de percussion.

3. Consequences de cette doctrine sur l'effet du canal exterieur.

En attendant que quelque autre plus habile & moins occupé que moy, éclaircisse cette difficulté, il me suffit de conclure 3 choses. La premiere que le canal exterieur augmente, tempere & modifie le son, selon des proportions éloignées, comme celles des tuyaux de Regale & de voix humaine dans l'orgue ; qui ne sont connuës jusqu'ici que par la seule experience. 1. Consequence.

2. Consequence.

La seconde consequence est que le canal exterieur ne fait rien au ton, mais il faut avoüer que son effet est prodigieux pour le resonnement, & cela se connoît sur tout * par les voix de basse. * Car j'en ay entendu plusieurs qui faisoient sonner les voûtes des Eglises, ce que je n'ay pas observé des tuyaux d'orgue de 8. pieds de long.

3. Consequence.

Il s'ensuit enfin de ce que le canal exterieur ne fait rien au ton ; que tous les tons viennent de la seule anche de l'homme, c'est à dire de la glotte.

4. La seule ouverture de la glotte fait tous les tons.

On la compare ordinairement à l'anche du haut-bois, & on a raison, si on ne considere que l'ouverture de l'une & de l'autre ; mais comme l'effet de l'anche du haut-bois vient pour le moins autant de sa profondeur que de

1. Ce n'est pas comme l'anche du haut-bois, son ouverture, cette comparaison n'expliquera jamais l'usage de la glotte; & de plus, il est certain que l'anche des haut-bois n'a nulle part au ton de cet Instrument qui vient tout entier de la longueur précise du haut-bois, mais seulement au son, puisque sans anche, il ne parleroit jamais. C'est donc l'anche qui luy donne le son, mais point du tout le ton, puisque l'instrument ne parle qu'au ton de sa propre longueur, & point du tout au ton de la longueur ou profondeur de son anche; car le ton de l'anche est infiniment éloigné de celuy de l'Instrument. Voila pour l'anche des haut-bois.

Ce qui suit regarde les anches des jeux d'anche de l'orgue.

Le ressort de cuivre nommé, *Languette*, qui fait ses vibrations sur le demy tuyau de ces anches de l'orgue,
2. ny comme l'anche de l'orgue, nommé, *Echalotte*, a bien une distance déterminée qu'on peut considerer comme une espece d'ouverture, mais cette ouverture est trés-differente de celle de la glotte. Il est capable par sa structure de vibrations sensibles à la vûë, au lieu que le fremissement de l'anche d'un haut-bois n'est sensible qu'aux lévres du joüeur. Ces deux sortes d'anches ont une profondeur trés-considerable, & c'est par cette profondeur qu'elles ont tout leur ton. On ne peut donc en faire aucune comparaison avec la glotte, pour ce qui regarde la production des tons. Car la glotte n'a nulle profondeur, que la double épaisseur d'une membrane & de l'écheveau de fibres charnuës tendineuses, dont l'intervalle de ces deux membranes est fourré, & tout cela ensemble ne forme pas à beaucoup prés l'épaisseur d'une ligne. Ce n'est pas assez pour tenir lieu de la profondeur de la moindre anche du plus haut-dessus; à plus forte raison de l'anche la plus profonde du basson le plus creux. C'est donc trop peu de profondeur pour être comparée avec quelque autre anche que ce soit.

3. ny par la seule dimension des Mais c'est trop d'épaisseur dans une si petite étenduë, pour être capable de vibrations proportionnées au grand effet de cette ouverture; puisque ces vibrations jointes à

certaine dimension d'ouverture, vont dans certaines voix de basse jusqu'à l'unisson du C sol ut d'enbas, ** c'est à dire, au ton qui resulte des vibrations d'un tuyau de 8 pieds de long On ne peut donc comparer la cause qui met en branle les lévres de la glotte, qu'à celle qui fait resonner cette espece d'Instrument (si toutefois on le peut ainsi nommer) qui resulte de l'effet d'un vent impetueux donnant dans le papier entr'ouvert, qui joint un chassis mal collé avec la baye d'une fenêtre. J'appelleray cet Instrument, *Chassis bruyant* pour abreger.

vibrations de ses lévres.

4. C'est par les vibrations de ses lévres bandées plus & moins, & par leurs differentes ouvertures mesurées sur le petit diametre de cette ouverture.

Il ne peut y avoir de vibrations dans la glotte qui est une espece singuliere d'anche, que celle des lévres. Ces vibrations seront causées par le frôllement de l'air qui s'échappe avec violence d'entre ces deux lévres, & ces vibrations doivent être diversifiées par les differens degrés d'approches ou d'éloignement mutuel de ces lévres diversement bandées & contrebandées pour cet effet. On peut admettre ces vibrations, & on peut même admettre dans ces vibrations si courtes & si pressées, une proportion musicale indefiniment éloignée avec les tons de la voix, semblable à peu prés à celle qui se doit supposer entre l'ouverture de l'anche d'un basson ou de toute autre partie de haut-bois, & le ton du haut-bois même. Les habiles joüeurs de haut-bois, sçavent tailler leurs anches, selon cette proportion qui est importante pour tirer du corps de l'Instrument tout le son dont il est capable, & qu'ils ne trouvent qu'en tâtonnant, guidés par le seul usage. Mais il ne seroit pas facile d'imaginer que les vibrations des lévres de la glotte toutes proportionnées qu'elles pourroient être au ton de la voix, aussi bien que celle de l'anche du haut-bois avec le ton du corps du haut bois, fussent la seule cause du ton; puisque, comme il a été dit & prouvé cy-dessus, le ton du corps du haut-bois ne vient que de sa propre dimension, & point du tout de celle de son anche. Or il a été supposé cy-dessus, que le ton de la voix dans l'homme ne peut venir de la dimension du corps de l'Instrument, c'est à dire, de la dimension de la profondeur de la bouche & du nez. Il a d'ailleurs été prouvé, que les tons de la voix de l'homme ne peuvent venir de la profondeur de son anche, c'est à dire, de sa glotte, puisqu'elle n'a presque aucune profondeur, & que quand elle en auroit autant que l'anche du haut-bois, elle ne pourroit seule produire les tons dont il s'agit, non plus que celle du haut-bois les tons du corps de cet Instrument. Que reste-t-il donc? La bouche a trop peu de profondeur pour produire les tons qu'on remarque dans la voix de l'homme, la glotte a encore infiniment moins de profondeur. On ne voit donc que la seule ouverture de la glotte jointe aux vibrations des lévres plus ou moins pressées, à proportion qu'elles sont plus ou moins bandées, qui puisse produire les tons de la voix. Et voila en quoy consiste cette espece inconnuë d'Instrument à vent, si ancienne dans la nature, puisqu'elle l'est autant que le genre humain, & toutefois si inconnuë dans la Musique des Instrumens à vent, & si inimitable à toute l'industrie des hommes.

7. Reflexions sur la glotte considerée comme Instrument à vent.

L'art qui a sçû tirer les Flûtes, les Orgues, les Cromornes & les Haut-bois, du son que le vent produit lorsqu'il est poussé fortuitement dans des Roseaux & des Chalumeaux, n'a pû rien tirer d'agreable du son d'un *Chassis bruyant*, quoiqu'il y ait observé tous les tons par le seul mouvement d'un vent violent & orageux, & par les seuls degrés d'une vîtesse inégale, la moindre produisant les tons de basse les plus bas, & la plus grande ceux de dessus les plus hauts, & tout cela par une seule ouverture, & par ses differentes vibrations. Mais ce que l'art n'a osé tenter jusqu'à present, le Createur l'a fait; & par un cours tranquille d'air presenté à une seule ouverture, diversement modifiée, le même Createur a fait dans la seule glotte de l'homme secondée du seul canal exterieur le plus sonore, le plus agreable, le plus parfait & le plus juste des Instrumens, ou pour mieux dire, le seul juste dans ce grand nombre d'Instrumens, soit artificiels, soit naturels. Car tous les autres, soit à vent, soit à chordes, excepté le violon seul, sont faux en comparaison de la voix; même les Instrumens les mieux accordés.

1. Explication sommaire de cet Instrument.

Cependant

Cependant on ne peut comparer cet Instrument si parfait pour la Musique, qu'à l'Instrument du monde le plus impraticable & le plus opposé à la Musique. Il faut donc en faire sentir la difference. L'art du Createur dans la simplicité de cette Mechanique, & dans la multiplicité prodigieuse de ses usages merite toute nôtre attention, puisqu'on peut esperer de découvrir dans cette simplicité les causes de cette multiplicité.

2. Explication plus étenduë de la mechanique du même Instrument, & de ses trois differences d'avec le Chassis.

La difference du Chassis bruyant & de l'Instrument de la voix de l'homme, consiste en ce que l'ouverture du premier étant toûjours la même & incapable de se modifier d'elle-même, elle ne peut changer de ton que par une impulsion externe qui ne peut produire les tons les plus hauts que par une extrême vîtesse qui dépend toute entiere de la seule quantité de l'air qui se presente à passer par l'ouverture, de la violence de l'impulsion qui cause cette vîtesse, & de l'agitation qu'elle cause dans les lévres de cette ouverture. Au contraire cette impulsion ne peut causer les tons les plus bas que par une moindre vîtesse d'une quantité d'air égale à la premiere, mais poussée par un vent moins precipité dans la même ouverture, incapable d'augmenter ou diminuer par elle-même. D'où il s'ensuit que les tons aigus jettent toûjours inévitablement un son d'autant plus fort, qu'ils sont plus aigus, & les tons graves sonnent d'autant plus foiblement, qu'ils sont plus graves; sans que cela puisse jamais être autrement, parce que la vîtesse donne le ton à cet Instrument, & que la force vient de la quantité d'air forcée. Or à l'égard de cet Instrument, la vîtesse de l'air, la frequence des vibrations dans les lévres de l'ouverture, & la quantité de l'air doivent être toûjours jointes pour produire les tons hauts, & separées pour produire les tons bas. Au lieu que la glotte humaine ayant été renduë capable de s'ouvrir & de se serrer plus ou moins, & la poitrine capable de pousser l'air avec plusieurs degrés de force, la voix humaine est renduë plus forte ou plus foible, comme on veut en chaque ton, & en tous les tons de son étenduë naturelle,

Premiere difference.

Le Chassis bruyant ayant toûjours la même ouverture, ne peut changer de ton que par l'impulsion plus ou moins forte de l'air exterieur.

L'instrument de la voix se dilate & se retressit à volonté, & par là fait la difference des tons & du fort & foible en chaque ton.

en la maniere qui sera dite cy-aprés.

Voyons donc d'où dépendent les mouvemens qui produisent les tons de la voix humaine, & puis nous chercherons ce qui fait les differens degrés de force dans chaque ton.

Cet Instrument est un sphincter rectiligne, capable de s'étressir sans s'accourcir.

La glotte humaine mise en état de former la voix, n'est capable que d'un mouvement propre, c'est celuy de ses lévres qui consiste à s'approcher l'une de l'autre par la contraction de leurs fibres qui est toute leur action. Comme ces fibres sont attachées fortement par leur extremité anterieure, & fortement arrêtées par leur extremité posterieure & qu'elles sont enfermées, chaque écheveau de chaque côté, dans le ply d'une membrane double & assés forte, dont le ressort tend à éloigner les lévres l'une de l'autre: tout le mouvement que peuvent faire ces fibres en se contractant pour approcher les lévres, est de diminuer leur courbûre en forçant le ressort des membranes. Absolument parlant, elles ont quand on veut assez de force pour changer en ligne droite la courbûre naturelle qui tient les lévres de la glotte toûjours entrouvertes pour la respiration & pour la voix, mais alors elles se touchent l'une l'autre dans toute leur étenduë, & se touchent de sorte & avec tant de force & de justesse, qu'alors un atome d'air ne se peut échapper du poulmon quelque quantité qu'il en contienne, & quelque effort que puissent faire tous les muscles du bas ventre contre le diaphragme, & par le diaphragme contre ces deux petits muscles: mais alors, comme la respiration est supprimée, il n'y a point de voix. On voit au moins par là que si ces fibres sont capables d'une action assez forte pour produire le contact mutuel des lévres de la glotte, elles le sont à plus forte raison pour s'approcher insensiblement l'une de l'autre, & qu'elles ne sont capables que de cela, & que la fermeté de leur attache devant, & de leur arrêt en arriere contribuent de telle sorte à les en rendre capables, que sans cette attache & cet arrêt, elles ne serviroient ny à la voix ny au chant, ny à d'autres usages moins nobles à la verité, mais infiniment plus importants, plus frequens &

Force de ce mouvement qui dépend de deux tendons trés-déliés.

plus neceſſaires. Il eſt pourtant vray que la glotte contribuë à ſa dilatation pour les tons bas de la voix, mais ce n'eſt qu'en ſe relâchant & en obeïſſant aux muſcles dilatateurs du larynx pour les tons les plus bas.

Cela poſé, nous avons déja droit de preſumer que les differens degrés d'entrouverture des lévres de la glotte produiſent les differens tons de chacune des 6 parties qui compoſent la pleine Muſique; ſçavoir, Baſſe, Baſſe-taille, Taille, Haute-contre, Bas-deſſus & Deſſus. Et voicy comment. La voix ne peut être formée que par la glotte, comme il a été prouvé; les tons de la voix ſont des modifications de la voix; ils doivent donc être produits par les modifications de la glotte. Or la glotte n'eſt capable que d'une ſeule modification; cette modification eſt l'éloignement & l'approchement mutuel de ſes lévres. Ce doit donc être par là qu'elle produit les differens tons de la voix. Cette modification comprend deux circonſtances. L'une capitale & premiere pour la production de la voix. L'autre qui n'eſt qu'une conſequence de celle-là, mais une conſequence ſi neceſſaire & ſi infaillible, que la premiere ne peut être ſans la ſeconde. La premiere eſt que les lévres depuis le plus bas ton juſques au plus haut ſe bandent de plus en plus; la ſeconde, que plus elles ſe bandent plus elles s'approchent. Il s'enſuit de la premiere que leurs vibrations ſeront d'autant plus frequentes, qu'elles approcheront de leur ton le plus haut, & que la voix ſera juſte quand les deux lévres ſeront également bandées, & fauſſes quand elles le ſeront inégalement, ce qui s'accorde parfaitement avec la nature des Inſtrumens à chordes; il s'enſuit de la ſeconde, que plus elles hauſſeront de ton, plus elles s'approcheront, ce qui s'accorde parfaitement avec les Inſtrumens à vent gouvernés par des anches. Les degrés de contention dans les lévres ſont la premiere cauſe du ſon & des tons, mais leurs differences ſont peu ſenſibles & difficilement aſſignables. Les degrés d'approche ne ſont que des ſuites inſeparables de la contention, premiere cauſe des tons, mais il eſt plus aiſé de concevoir &

Variation de ce mouvement capable de ſubdiviſer la diſtance des deux lévres de la glotte en un trés-grand nombre de parcelles.

d'aſſigner ces degrés. Tenons-nous en donc là pour donner une idée plus préciſe de la choſe, & diſons, cette modification conſiſte dans une tenſion, d'où s'enſuit la ſubdiviſion nombreuſe d'une intervalle d'une trés petite étenduë, mais quelque petite que ſoit cette étenduë, elle eſt phyſiquement parlant, capable d'une ſubdiviſion infinie[r]. Voila la preſomption, mais voicy les preuves ſenſibles.

Preuves de ces ſubdiviſions.

Il eſt impoſſible de voir comment ſe fait cette ſubdiviſion, mais il n'eſt pas difficile de le ſçavoir avec une entiere certitude, & même de le déterminer juſqu'à un certain point. 1. Chacun peut voir ſans diſſection les differences d'ouvertures de larynx dans les differens ſexes, & dans les differens âges de chaque ſexe.*** On trouvera moins d'ouverture de glotte & moins de profondeur de canal exterieur dans les âges & dans le ſexe les plus propres à chanter le deſſus, & on trouvera tout le contraire dans les âges & dans le ſexe le plus propre à produire les tons, qui demandent plus d'air & moins de vîteſſe dans le mouvement, c'eſt à dire à chanter les parties du milieu & les baſſes. 2. Chacun peut ſentir manifeſtement en ſoymême le reſſerrement de cette ouverture, faiſant reflexion ſur ce qui ſe paſſe dans ſa gorge, toutes les fois qu'il veut paſſer du ſilence à la parole, & de la voix de la parole à celle du chant, & ſur tout aux tons hauts de ſon étenduë muſicale; car ces deux voix ſont trés-differentes, même ſans changer de ton. 3. On ſent auſſi la difference des degrés de ce reſſerrement depuis le ſon moyen de l'étenduë de ſa voix juſqu'au plus hauts, ſur tout quand on paſſe immediatement d'un ton au deſſus du moyen à la quarte à la quinte, ou à la ſixiéme au deſſus, & particulierement quand cette ſixiéme eſt forcée. 4. On voit les ouvertures des anches des differentes parties de muſique dans le haut-bois, & on obſerve que les anches de baſſon de haut-bois ſont pour le moins doubles des ouvertures des anches de deſſus & à proportion plus grandes que celles des anches de la partie du milieu. 5. On ſçait que pour tirer le ſon de quelque anche de haut-bois que ce ſoit, il faut la ſerrer en-

Marginal notes: 1. Preuve. — 2. Preuve. — 3. Preuve. — 4. Preuve. — 5. Preuve. — r — ***

tre ses lévres jusqu'à un certain point, ce qui ne se peut sans diminuer son petit diametre. 6. On sçait enfin que si on embouche l'anche separée de l'Instrument, quand un pressement moderé des lévres l'aura mise en état de jetter son ton naturel, si on vient à la serrer davantage le ton est haussé, de sorte qu'un homme habile & exercé à joüer du haut-bois, luy peut faire jetter successivement plusieurs tons differens. J'ay vû M. Filidor Pere, parcourir de suite tous les tons & demi tons d'une octave & par delà sur une anche de basson separée du corps de l'Instrument.

Il est donc certain que les differentes ouvertures de la glotte produisent ou au moins accompagnent inseparablement differens tons tant dans les Instrumens à vent naturels, comme la glotte humaine, que dans les Instrumens à vent artificiels, comme les differentes parties de la symphonie des haut-bois & en une autre maniere dans les differens tuyaux des jeux d'anche dans l'orgue. Consequences de ces preuves. 1. Consequence.

Il est encore certain que la diminution de l'ouverture hausse le ton de la glotte & des anches, & que l'augmentation de cette ouverture baisse le ton. 2. Consequence.

Il est enfin certain qu'une moindre ouverture hausse le ton, parce que l'air y passe plus vîte, & parconsequent avec plus de violence, & qu'une plus grande ouverture se baisse, parce que l'air y passe moins vîte & par consequent avec moins de violence. Et delà vient que si on donne le vent plus foiblement à quelque anche que ce soit, le ton baisse, & qu'il hausse quand on pousse le vent plus fortement. Et c'est pour cela que les jeux de flûte & d'anche de l'orgue, sonnent plus également & plus juste que ceux qui sont embouchés par des Joüeurs de flûte & de haut bois, parce que l'impulsion de l'air ne varie pas dans l'orgue étant gouvernée par les poids invariables qui baissent les souflets, au lieu que les Joüeurs de flûte & de haut-bois, poussent l'air, tantôt plus, tantôt moins, de sorte que souvent ils sonnent faux. 3. Consequence.

Cette vîtesse du passage de l'air par la glotte, ne suppose nulle précipitation dans le cours de l'air contenu dans Seconde difference.

du Chassis & de la glotte. L'air se presente à celle cy sans impetuosité.

le portevent de l'homme, c'est à dire, dans le canal de l'âpre artere. Au contraire elle suppose dans ce canal un cours d'air paisible & égal dans toute sorte de tons. Cependant les differens tons de la glotte, viennent des differens degrés de vîtesse de l'air sortant par cette ouverture. Mais c'est parce que cette ouverture s'ouvre plus ou moins. Or si une même quantité de quelque liqueur que ce soit poussée par la même force dans un même tuyau, se presente successivement à des issuës ou adjustoirs de differens diametre. Elle passera beaucoup plus vîte par l'adjustoir de moindre diametre, que par celuy du plus grand. Cela se voit trés-sensiblement par les differens adjustoirs des Fontaines jaillissantes. Or la glotte est un adjustoir qui se diversifie luy-même à l'infiny par la facilité qu'il a d'augmenter son diametre & de le diminuer en tout degré entre les extrêmes de son augmentation & de sa diminution.

C'est assez parlé de la cause de la diversité des tons pour mettre dans quelque évidence la premiere merveille de l'Instrument de musique naturel donné à l'homme. Car on voit assez que le poulmon de l'homme étant un assez petit reservoir d'air pour donner jeu à cet artifice d'air nommé, la Voix musicale, durant de longs ports de voix, ou de longs passages composez de doubles & triples croches qui ne souffrent nulle interruption & nulle reprise d'haleine, il étoit besoin d'une extrême menagement dans la dépense de l'air en reserve pour ne pas demeurer court, & l'on voit en même-temps que le Createur à prevenu cet inconvenient par le seul expedient de rendre la glotte capable de s'étressir & de se dilater.

Troisiéme difference du Chassis & de la glotte celle-cy peut affoiblir le son des tons hauts & fortifier les tons bas.

La seconde merveille de la glotte, qui fait sa troisiéme difference d'avec le Chassis, est d'avoir été renduë capable non seulement de produire tous les tons de l'étenduë de la voix, mais encore tous les degrés de fort & de foible dans chacun de ses tons, & cela, par le même expedient de rendre la glotte capable de s'étressir & d'être dilatée. Et voicy comment. Le son dépend de la vîtesse; le ton du degré de la vîtesse de l'air s'échappant par la glotte & de l'intervalle de ses vibrations ; la force de la quantité de l'air augmentée ; la foiblesse de la quantité de l'air diminuée. Comment donc peut-on conserver le même ton & augmenter la quantité de l'air ? car une plus grande quantité d'air passant par la même ouverture, doit passer plus vîte, & par consequent hausser le ton. Or nous supposons que le ton est toûjours le même, soit que le son soit plus fort, soit qu'il soit rendu plus foible. C'est que la glotte se dilate pour laisser échapper plus d'air, & se resserre pour en laisser échapper moins, & se dilate précisément autant qu'il faut pour le degré de force qu'on luy veut donner, & se resserre précisément autant qu'il faut pour passer du fort au foible sans changer le ton. Car il est absolument indifferent pour la vîtesse de l'air, ou que plus d'air se presente à la glotte dilatée autant qu'il faut pour laisser passer cette quantité d'air de la même vîtesse qu'auparavant passant du foible au fort, ou de la resserrer précisément autant qu'il faut pour conserver le même degré de vîtesse à une moindre quantité d'air passant du fort au foible. C'est dans cette proportion & dans cette justesse que consiste la merveille de cette maneuvre, dont le succés, pour maintenir le ton dans le changement de force, dépend d'une compensation que l'intelligence humaine n'est pas capable de déterminer à beaucoup prés, aussi juste que l'instinct l'execute.

Par quel expedient ?

8. Reflexions sur 3 grandes merveilles remarquables dãs les causes de la voix de l'homme.

Il ne faut qu'un peu de reflexion pour développer cette double merveille de la production des tons, & du fort & foible dans chacun des tons, & pour faire sentir outre cela combien les mouvemens volontaires de la glotte, necessaires pour produire les differens tons en tout degré de de force, sont admirables dans leur delicatesse, dans leur justesse & dans leur promptitude, & combien ils sont compliquez dans le cas du fort & du foible dans le même ton. Cependant on connoît par experience & par le jugement d'une oreille juste & exercée combien ils sont faciles, prompts, sûrs & justes nonobstant cette complication.

Ce sont trois circonstances differentes, delicatesse, justesse & promptitude qu'il faut considerer separément pour ne rien confondre. On entrevoit déja toutes ces suites, mais on s'appercevra par ce qui suit, de la difference qu'il y a entre concevoir en gros les ouvrages naturels & les suivre en détail.

1. Merveille dans la delicatesse des mouvemēs qui produisent les tōs. Jusqu'où va cette delicatesse.

Pour connoître donc jusques à quel point va la delicatesse des mouvemens qui produisent les tons, il ne faut que considerer ce qui suit.

Il faut se souvenir que l'ouverture d'une anche de basse de haut-bois embouchée, n'est au plus que d'une ligne, & que celle d'un dessus embouchée, n'est au plus que de demie ligne. Il est plusque probable qu'alégard des ouvertures, on peut faire la comparaison de la glotte humaine à l'ouverture de l'anche d'un haut-bois. On peut donc juger des dimensions de l'ouverture de la glotte humaine en action par la dimension d'un anche de haut-bois. Le pressement moderé des lévres du Musicien qui embouche cette anche, luy ôte quelque chose de cette ouverture, & il est certain que dans toute anche & dans la glotte d'une voix de dessus, comme de toute autre voix, le retressissement necessaire pour produire le plus haut ton, doit laisser encore quelque distance entre les deux lévres de la glotte pour le passage de l'air, car sans cette distance il n'y auroit point de voix. Voila donc le petit diametre d'une glotte de dessus reduit par ces deux retranchemens environ à un quart de ligne, mais je veux bien luy laisser la ligne entiere comme à un anche de Basson. Je ne donne d'abord à cette voix de dessus que deux octaves On en peut mettre davantage pour ce premier ordre de divisions, sans y rien affecter. Car j'ay un exemple vivant de plus de 16 tons entiers d'étenduë de voix pleine, sans compter les tons forcés haut & bas. On ne les compte pas en Musique, mais on pourroit les compter en Physique, car enfin ce sont des tons, moins agreables à la verité, mais pourtant trés-justes & trés-sensibles, produits par la glotte. Je veux pourtant bien perdre cet avantage,

tage, pour ne donner aucun lieu de penser qu'on affecte le merveilleux.

Quand l'exemple de cette étenduë seroit unique, il n'en est pas moins vray, ny la subdivision moins effective & moins actuelle, mais on trouve assez de semblables exemples quand on les cherche, & j'en connois deux autres, l'un en Dessus, l'autre en Basse presque d'une aussi grande étenduë. † Les voix de basse ont ordinairement plus d'étenduë que les voix de dessus.

On pourroit donc compter dans l'exemple de ce dessus 16 tons entiers & quelque chose de plus. Mais comme ces exemples ne sont pas communs, contentons-nous d'une étenduë moins extraordinaire qui est de douze ~~& quelque peu plus~~. Voila déja l'ouverture de la glotte qui n'a, même celle d'une Basse, qu'environ une ligne de petit diametre divisée en douze parties. L'art divise une ligne en six dans les mesures vulgaires, pour l'exactitude & la facilité du toisé. On peut donc aisément comprendre que la nature le peut diviser en 12. On sçait même qu'elle le divise actuellement en douze, puisque l'étenduë ordinaire de la voix va à fournir 2 octaves qui sont ~~un peu plus de~~ 12 tons entiers, & on comprendroit encore une plus grande division, si on avoit un semblable fondement de la croire, puisque l'art même peut diviser la ligne en plus de 32 parties. Aussi est-ce un axiome, comme il a été dit, que toute quantité est, physiquement parlant, divisible à l'infini.

1. Degré de subdivision dans le petit diametre de la glotte, en 12 parties.

Voyons donc s'il y a quelque fondement de croire en cecy une plus grande subdivision. Cela me paroît indubitable, si un ton se peut subdiviser. Or tout le monde sçait qu'il se subdivise premierement en deux demi tons, puis en 9 ou 11 parcelles que la Theorie de la Musique appelle, *Commas*; comme il a été dit. Les Physiciens le peuvent diviser presque autant qu'ils veulent. Car si deux chordes étant à l'unisson parfait sur un monochorde, on accourcit l'une des deux d'une 2000 partie de sa longueur, une oreille juste s'apperçoit de la dissonnance qui n'est que la 4me partie d'un 49me, c'est à dire, $\frac{1}{196}$ de ton. L'expe-

2. Degré de subdivision en 1204.

rience en a été faite par M. Sauveur. Or une voix juste qui a entonné à l'unisson des deux avant la dissonnance entonnera sur le chant le son de la chorde accourcie. Aussi ay-je oüy dire à un Mathematicien illustre, qui est tout ensemble trés-bon Musicien & pour la voix, & pour plusieurs sortes d'Instrumens, ce que j'ay éprouvé cent fois en moy-même que la subdivision d'un seul ton, pris par l'unisson & conduit par nuances insensibles jusques à un autre ton prochain, n'a presque pas de bornes. Il faut pourtant la borner quand ce ne seroit que pour se rendre intelligible & laisser quelque idée de tout cecy. Le Mathematicien que je viens de citer, divise l'octave en 810 parties égales. L'octave est équivalente à 6 tons entiers & un peu plus. Les comptant égaux, c'est pour chaque ton 135 parties égales. Ce n'est pas un calcul en l'air pour la speculation pure, c'est une division effective executée sur un Monochorde inventé & construit pour l'accord du Clavessin sans tâtonner, & verifié par la pratique. Et en effet on s'en sert pour accorder cet Instrument par l'unisson avec les differentes divisions de ce Monochorde déterminées par les nombres affectés à tous les tons, ou justes comme les octaves, ou temperés comme toutes les autres marches du clavier. Je pourrois donc suivre ce calcul, mais je me contenteray de celuy de M. Sauveur, il donne à chaque intervalle d'un ton à l'autre, c'est à dire au ton moyen 49 parties qu'il appelle, Heptamerides, cela fait pour deux octaves, c'est à dire pour 12 tons, 602 heptamerides. Ces heptamerides sont trés sensibles, car c'est précisément la difference d'une quinte temperée (pour l'accord du Clavessin ou de l'Orgue) à une quinte juste. Or il n'y a point de Musicien qui n'entonne aisément cette difference, puisqu'il n'y a point de voix juste qui n'en entonnât la 4e partie à l'unisson de quelque Instrument, comme j'ay dit, mais contentons-nous de la moitié. Doublant donc le nombre 602 nous aurons le nombre 1204. Voila le second ordre de subdivision dans l'intervalle de moins d'une ligne. Voicy le 3e.

Le son de la voix dans chacun de ces tons peut être affoibli par des nuances insensibles. Cet affoiblissement suppose necessairement & démonstrativement, selon ce qui a été dit, qu'on modere le vent, & que la glotte se resserre. Tous les Joüeurs de haut-bois le pratiquent ainsi & ne peuvent faire autrement, comme on voit par la pratique, & même par la Theorie. Car ce plus & moins ne change nullement le ton. Delà vient un 3e ordre de subdivision dans l'intervalle de moins d'une ligne, & cet ordre consiste à multiplier le nombre precedent de parcelles de tons differens (& par consequent d'autant de diminutions differentes d'un diametre de moins d'une ligne) par le nombre des nüances d'affoiblissement. Or ces nuances sont inombrables en rigueur, au moins est-il impossible d'en déterminer le nombre. Reduisons le pourtant à un nombre précis, & contentons-nous de 4. Disons donc: quatre fois 1204. font 4816. Mais ce n'est pas tout, car toutes ces divisions dans le petit diametre de la glotte supposant l'approche mutuelle de ses deux lévres, il s'ensuit delà qu'elles doivent partager également entre elles ces degrés d'approche quelque delicats qu'ils puissent être. Doublons donc le nombre 4816. & disons, deux fois 4816. font 9632. Si quelqu'un trouve ce calcul outré, qu'il considere qu'il s'agit icy de la glotte d'un dessus, qui ne peut guere avoir dans la voix actuelle qu'un quart de ligne d'intervalle, ce qui quadrupleroit le nombre cy-dessus. 3. Degré de subdivision en 9632 parties.

Voila donc un diametre de moins d'une ligne divisé actuellement en 9632 parties. Ce nombre de subdivisions d'un si petit intervalle paroît surprenant. Cependant il me paroît bien prouvé, & il est certainement beaucoup moindre & moins merveilleux que celuy que le Createur y a produit. Car outre que j'ay donné l'ouverture de lanche du Basson à l'anche du dessus, j'ay abandonné à chaque degré de subdivision des nombres de multiplication beaucoup plus grands, que ceux sur lesquels j'ay compté. Et outre cela, j'ay supposé les parties égales au lieu qu'il est certain qu'elles sont inégales. Mais de quelle inégalité, Ces parties sont proportionelles, inégales.

& en quelle proportion? Car il femble qu'on peut encore aller jufques-là, puifqu'on doit confiderer les lévres de la glotte, comme des chordes bandées. Or quoique, felon le calcul de M. Sauveur, les 301 heptamerides de l'octave foient des parcelles égales entre elles, neanmoins ces divifions étant appliquées aux chordes, l'étenduë des chordes eft divifée inégalement par cette application; de forte que la premiere heptameride occupe fur la chorde un plus grand efpace que la feconde, la feconde que la troifiéme, la troifiéme que la quatriéme, & ainfi de fuite jufqu'à la derniere.

Cette inégalité eft reglée dans la proportion de 435 à 434 & cette proportion eft démonftrée par le même Auteur. Cela étant, la premiere heptameride occupera une 435e partie de toute la chorde, & la feconde, un 435e du refte de la même chorde, & la 3e, un 435e de la même chorde, moins l'efpace occupé par la premiere, & la feconde heptameride, & toûjours ainfi depuis la plus baffe heptameride jufques à la plus haute. [t]

Tout cela eft fort comprehenfible: [u] Mais qui peut comprendre fans l'admirer, 1. Une divifion actuelle fi innombrable en un fi petit intervalle, & fi inégale dans fes parties; & 2 Une inégalité fi proportionnée entre des parcelles fi innombrables, & fi inégalement inégales!

C'eft ce que j'avois à dire fur la delicateffe des mouvemens des deux lévres qui conftituent l'ouverture, nommée glotte & qui la refferrent pour la production des tons & parcelles de tons. Il faut maintenant dire un mot de la merveille qui s'enfuit de la jufteffe.

2. Merveille, la jufteffe dans cette delicateffe.

On peut dire en un mot fur la jufteffe de la voix que ces mouvemens étant auffi delicats qu'ils font neceffairement, pour produire leur effet, doivent être & font effectivement trés-précis dans cette delicateffe; & fi précis qu'il eft impoffible qu'ils s'écartent du plus au moins, ou du moins au plus d'une petite partie du diametre d'un filet de foye qui eft plus de 7 fois moindre que celuy d'un cheveu, étant impoffible qu'une oreille jufte &

fine ne s'en apperçeût. Car l'intervalle d'une ligne ne contient au plus que 25 fois le diametre d'un cheveu mediocrement fin, d'où il s'ensuit que chacune des divisions supposées par la derniere multiplication est moindre que la 384ᵉ partie du diametre d'un cheveu. Le diametre d'un filet de soye plate, n'est au plus que la 7ᵉ partie du diametre d'un cheveu. Je dois cette précision à l'adresse de M. Homberg qui en a bien voulu faire l'experience à ma priere; j'ay donc reconnu par mes yeux un fait d'où il s'ensuit que la 54ᵉ partie du diametre d'un brin de soye, seroit égale à chacune des subdivisions de la glotte du 3ᵉ degré, si ces subdivisions étoient égales entr'elles. Ainsi si on y fait quelque faute inconnuë à l'oreille, elle ne sçauroit être que de beaucoup moins d'un 54ᵉ de diametre d'un filet de soye, puisque les derniers degrés de subdivision sont sensibles à l'oreille, & que chacun est égal au plus au 54ᵉ d'un si petit diametre, & la plûpart incomparablement moindres. Voila pour la justesse.

Pour la promptitude avec laquelle les deux lévres de la glotte se mettent en état de produire des mouvemens si delicats & si précis, il suffit de considerer qu'une voix juste conduite par une oreille fine, prend quelque ton que ce soit dans son étenduë sans hesiter, & que ce ton pris, elle parcourt tous les tons & les intervalles du mode passant de l'un à l'autre, souvent avec une vîtesse de triple croche tant que l'haleine peut fournir dans de longs passages, & d'un bout à l'autre d'un air durant plusieurs mesures dans les diminutions.

3 Merveille; la promptitude.

Ces trois circonstances sont merveilleuses & toutefois trés-comprehensibles; mais il en resulte trés-manifestement ce qu'on appelleroit, miracle, s'il n'étoit ordinaire & qu'on doit par consequent regarder philosophiquement comme un miracle. On me permettra donc de l'appeller ainsi. Ce miracle connu de tout le monde depuis qu'on s'est avisé d'y faire reflexion est perpetuel, general & aussi certain que tout ce qui vient d'être dit; mais infiniment plus admirable, parce qu'il est absolument incon-

9. Reflexions sur l'avantage qu'on peut tirer de ces merveilles pour la Theologie naturelle.

cevable en nature. On le trouve pourtant dans tous les mouvemens volontaires, mais il éclate en ceux-cy plus que dans tous les autres, & c'eſt pour cela que j'y applique cette reflexion qui eſt devenuë vulgaire depuis M. Deſcartes.

La voicy; L'effet de tous ces mouvemens ſi delicats, ſi juſtes & ſi prompts, eſt commandé par une intelligence créée qui ne connoît pas ces mouvemens, qui par elle-même n'a nul pouvoir ſur les Inſtrumens qui les executent, qui ne connoît en nulle maniere ces Inſtrumens, ou qui n'y fait nulle attention, qui ne conçoit en nulle maniere les mouvemens qui doivent produire cet effet, & qui n'a pourtant qu'à vouloir l'effet pour ſe faire obéïr par les cauſes mechaniques qui les produiſent d'une maniere qu'elle ignore, c'eſt à dire, par des parties inconnuës qui ne connoiſſent ny l'intelligence qui leur commande, ny ce qu'elle leur commande.

Ce miracle ſe trouve, comme j'ay dit, dans tous les mouvemens volontaires, mais on peut aſſûrer qu'il ne ſe voit en aucun de ſes mouvemens d'une maniere ſi merveilleuſe, que dans ceux qui appartiennent à la Muſique tant inſtrumentale que vocale. Il ſera facile de s'en convaincre de plus en plus, en conſiderant à l'égard des Inſtrumens ce qui s'execute par un ſeul homme, & ce qui ſe doit paſſer dans la tête de cet homme, joüant des diminutions ſur le Luth, préludant à l'improviſte ſur l'Orgue, accompagnant d'oreille ſur le Thuorbe, ſur le Claveſſin, &c. mais ſur tout en examinant, ſuivant ce Memoire, ce qui ſe paſſe dans l'Inſtrument de la voix.

Toutes ces reflexions & pluſieurs autres que je ſupprime, peuvent aiſément venir en l'eſprit de tout homme attentif, & cependant à proportion de l'intention de ceux qui voudroient y entrer, elles peuvent devenir trés-utiles. Car leur effet naturel doit être d'élever l'eſprit juſqu'à ce qu'il y a de plus grand dans la Theologie naturelle qui eſt la plus importante & la plus noble de toutes les connoiſſances humaines.

C'eſt ce que j'avois à dire ſur les cauſes de la voix & des tons differens qu'elle peut produire dans le chant. Je ne prétens pas avoir épuiſé cette matiere, [y] mais je crois n'avoir rien dit que de vray. Les merveilles que j'ay expoſées ſont grandes, ſi les cauſes que j'ay rapportées ſont vraies. Si elles ne l'étoient pas, il y auroit d'autres cauſes plus cachées, & peut-être hors la portée de l'eſprit humain, & alors l'ouvrage du Createur n'en ſeroit que plus admirable.

NOTES SUR LE MEMOIRE precedent.

a *COmment traiter avec intelligence* . . . . . . Quelques perſonnes d'ailleurs trés intelligentes ont crû que ce qu'il peut y avoir de nouveau dans ce Memoire ſur l'établiſſement, non tant du principal, que du ſeul organe du ſon de la voix, & ſur l'excluſion de tout autre organe, même du canal de l'âpre artere, alloit à rendre curable toute maladie de la voix, & que je l'avois voulu faire entendre ainſi. Mais rien n'eſt plus éloigné de ma penſée. Les verités que j'eſpere établir icy ſur cet article, peuvent éclaircir la pratique de la Medecine, mais non en aſſûrer le ſuccés ; épargner des remedes ſuperflus, mais non en indiquer de déciſifs.

b *L'interſection de deux cercles égaux* . . . . . Quand il ſuffit de reſpirer ou de parler bas, ou de ſouffler, cette ouverture eſt à peu prés comme un triangle iſoſcele mixte, à peu prés rectiligne par la baſe, curviligne par les deux côtés. Alors le muſcle aritænoïdien eſt relâché, & les deux côtés écartés au fond de la gorge, forment la baſe de ce triangle ; mais quand on veut former la voix, alors le double muſcle aritænoïdien s'accourcit, & les deux côtés du triangle écartés, ſe joignent enſemble au fonds de la gorge, & ſe fixent au bord inferieur de l'arytænoïde ; comme ils ſont toûjours joints en devant où la pointe de l'angle anterieur eſt fixe vers le bas du Thyroïde. Voyez la figure ſous le renvoy r.

c *Voila le principal organe de la voix, ſelon Galien*, ... *Voyés VII. de l'uſage des parties, ch. 13. & en d'autres endroits comme VII. ch. 5. VIII. ch. 1. XIII. ch. 6.* où il dit que c'eſt le larynx, ſans deſigner autrement la glotte.

d *Cependant il eſt clair que Galien luy-même* . . . . . . *au même ch.*

5. *du Livre VII. de l'usage des parties.*

Tous les Medecins qui l'ont precedé . . . . . On peut compter 24 de ces Auteurs, la plûpart plus anciens que Galien, quelques-uns ses Contemporains qu'il cite *au Livre VII. De la composition des Medicamens, selon la difference des parties.* Tous ces Medecins nomment, *Arteriaques,* les remedes qu'ils ordonnent pour l'enrouëment, & la diminution ou perte de voix, & tous ceux qu'ils ordonnent pour l'augmenter & la fortifier en faveur des Crieurs publics, des Comediens & des Orateurs qui avoient souvent alors à parler dans les Assemblées du peuple, en place publique, même en plein champ. Or ces Medecins comptoient tous que la voix étoit l'effet du son de l'âpre artere, car les plus anciens Medecins, ne connoissoient point d'autre artere. Et c'est pour cela qu'ils appelloient ces remedes, *Arteriaques.* Aussi s'étoient-ils persuadés aprés Hippocrate, qu'une partie de ce qu'on avale de liquide suintoit dans le canal de l'âpre artere. Hippocrate le prouvoit par une experience que M. Mery a faite à ma priere, & qui verifie celle d'Hippocrate. (*Voyez le Livre d'Hippocrate, du Cœur.*) Galien adopte la même experience & la même doctrine, & donne des expediens pour faire qu'une partie de ce qu'on boit entre dans l'aspre artere sans exciter la toux. (*Voyez VIII. Des dogmes d'Hippocrate & de Platon, ch. 9. & ailleurs, comme VI. de l'usage des parties. VII. de la composition des Medicamens, particuliers.*) Tout cela peut bien être mis en usage pour les maladies du canal de l'aspre artere, mais seroit inutile pour rétablir ou pour augmenter la voix. Car pour les effets des remedes qu'on ordonnoit alors en vûë de les introduire dans l'aspre artere, & de remedier à l'enrouëment & à la perte de voix ou d'augmenter la voix, il est plus raisonnable de les attribuer ou à l'impression qu'ils faisoient sur le palais & sur le fonds de la bouche, ou même aux exercices qui accompagnoient ces remedes pour l'augmentation de la voix, qu'à leur introduction dans l'aspre artere, comme on va voir dans la suite du texte.

On peut voir un détail curieux & utile des exercices de la voix, selon les Anciens, & de leur effet en plusieurs maladies, dans un fragment d'Antyllus qu'on trouve dans les Collections d'Oribase, *l. VI. c.* 8. On fera bien aussi de lire le *chap.* 9. & le *chap.* 10. On verra par tous ces endroits qu'on faisoit beaucoup d'exercices particuliers, non seulement pour fortifier la voix & dilater les bronches, mais aussi pour remedier à plusieurs maladies de poulmon, & à plusieurs autres qui semblent n'y avoir qu'un rapport trés-éloigné, comme foiblesses & aigreurs d'estomach, indigestions, appetits dereglés des femmes grosses, &c. (*V. Galien, de la Conservation de la santé II. c.* 11. Aëce, *l. III. c.* 5. Paul d'Ægine, *l. I. c.* 19.)

A

A cette occasion je dois dire, qu'on feroit bien de lire les Anciens un peu plus qu'on ne fait, & particulierement sur le regime & sur les exercices, car il est certain qu'ils nous étoient trés superieurs en cela & en beaucoup d'autres Arts, non moins importans, comme ils nous sont inferieurs en beaucoup d'autres connoissances. Or il ne seroit pas impossible de profiter de ce qu'ils ont de bon en l'ajustant avec nos mœurs qui sont fort differentes des leur. Sçavoir si cette difference est à leur avantage ou au nôtre, on en jugera aprés avoir étudié leurs Histoires. *Voyés* Mercurial, *Liv. III. de sa Gymnastique*, *c. 7. & VI. c. 5.*

f *Que l'âpre artere contribuoit par son canal au son de la voix ....* v. Galien, *VII. De l'usage des parties*, *c. 3. 4. 6. & ailleurs.*

g *Dans toute la pratique de la Medecine pour les maladies de la voix. . . . . . .* v. Galien, *VII. De la composition des Medicamens*, *selon la differencedes parties. chap. 1. 2.* voyez aussi Oribase dans ses *Collections*, *liv. VI. chap.* 8 Paul d'Ægine, *liv. III. chap.* 28. *au commencement & au troisiéme article.* Aëce, *liv. VIII. chap.* 51.

h *Presque tous les Modernes . . . . . Vesale même . . . . .* v. Vesale. *De la structure du corps humain*, *liv. I. c.* 38. *VI. c.* 4.

i *Sur la fin du XVI. Siecle . . . .* C'étoit l'an 1600. *voyez son Epître dédicatoire à Leonard Donati*, *& dans le corps du liv.* Il y a des fautes dans ce livre, comme il y en peut avoir dans les meilleurs Auteurs, mais d'ailleurs il merite fort d'être lû. Il y a peu d'Auteurs aussi attentifs & qui suivent aussi-bien leur sujet.

k *Les Auteurs qui ont écrit depuis Vesale*, *tant Praticiens*, *qu'Anatomistes.* Je citeray ici quelques-uns des plus celebres Praticiens & Anatomistes Modernes. Praticiens. Fernel, *liv. I. c.* 8. Houlier, *sur l'Aphorisme.* 40. *de la II. Section.* Barthelemy Perdulcis, *liv. XIII. c.* 15. *de son Cours de Medecine.* Sennert. *liv. II. part. II. c.* 1. Bonet, *des maladies*, *liv. II. Section XVIII. c.* 15. Le même Auteur, *dans son Polyalthes*, *liv. II. c.* 32. *Du Catarrhe*, *sur la Medecine de Jonston*, *note* 34. Ettmuller, *dans sa pratique*, *c.* 13. *sous le titre des maladies de la voix*, *& sous un autre titre*, *de l'enroüement.* Anatomistes Fuchsius, *II. part. de son Epitome de la structure du corps humain*, *liv. V. chap.* 3. 1551. Du Laurent, *liv. III. chap.* 19. 1599. Casserius, *Du Larynx*, *liv. II. De l'action du larynx*, *c.* 13. *pag.* 148. *chap.* 26. *pag.* 175. 177. *liv. III. Des usages du larynx*, *c.* 1. *pag.* 180. *de l'Edition de Ferrare.* 1601. On pourroit ajoûter, si l'on vouloit, son Maître Fabrice d'Aquapendente, *au moins dans la II. part. c. 6. pag.* 111. *de l'Edition fol. de* 1613. si on ne voyoit par les citations de Galien, qu'il accumule en cet endroit, que c'est plutost par respect pour un si grand nom, si autoriſé dans ce temps-là, que de ſon mouvement, qu'il entre dans la penſée de ce grand Auteur. Gaſpard Bauhin, *Inſtitutions Anatomiques; de la poitrine, pag.* 135. 136. *de la IV. Edition de Bâle, in octavo* 1609. Riolan le fils, *Anthropographie, liv. IV. c.* 11. *pag.* 291. *de l'Edition de* 1650. *Manuel Anatomique, liv. IV. ch.* 14. Bartholin, *liv. II. c.* 10. *De fiſtula pulmonum.* Bourdon, *Du ventre moyen, c.* 5. 1676. Diemerbroëk, *Anatomie, liv. II. c.* 14. *pag.* 327. *Edition de Lion de* 1683. *premier & ſeptiéme à linea.* Anatomie de l'homme par M. Dionis, *V. Demonſtration, pag.* 332. 349. 350. Verduc, *De l'uſage des parties. Tom. II. c.* 12. 1696.

1 *Peut-être inconnuës juſqu'à preſent* . . . . . Un Celebre Profeſſeur en Anatomie, m'a donné avis que M. Perrault de cette Academie, avoit enſeigné dans ſes Eſſais, que la glotte étoit l'unique organe de la voix, & que le canal de l'âpre artere n'y avoit nulle part, & que M. Bernier avoit enſeigné les mêmes verités, ainſi que pluſieurs autres Auteurs. Si M. Perrault en a parlé, ce doit être dans le Traité du Bruit. *Tome II. de ſes Eſſais, part. II. c.* 12. *depuis la pag.* 142. *à la fin, juſqu'à la page* 146. *incluſivement.* Si c'eſt avec fondement que ce Profeſſeur celebre y a trouvé que la glotte eſt l'unique Inſtrument de la voix, & que le canal de l'âpre artere n'y a nulle part formelle, d'autres l'y pourront trouver comme luy. En ce cas je conſens que tout ce que j'ay dit en public, & ce que je donne dans ce Receüil ſur ce ſujet, ne ſoit regardé que comme un ſimple Commentaire de cet endroit des Eſſais. Ce ſeroit la moindre juſtice que je deûſſe à un Auteur d'un ſi rare merite, dont je fais gloire d'avoir été diſciple deux ans de ſuite, & à qui je dois, comme à ſon illuſtre frere, l'honneur d'être d'une Academie dont je voudrois être digne. Pour M. Bernier, je n'ay rien trouvé dans ſon Abregé François de la Philoſophie Epicurienne de feu M. Gaſſendi, ſi ce n'eſt au Tome VII. de cet Abregé, *pag.* 615. *de la premiere Edition, in douze.* Voicy ſes paroles. *Les muſcles du larynx ſervent à la voix entant que par les cartilages* . . . . . *ils reſſerrent ou dilatent la languette pour produire la voix aiguë ou grave, comme j'ay dit ailleurs.* Je ne ſçay où cet *ailleurs* nous renvoye, mais s'il n'y a autre choſe que ce qui eſt icy en abregé, il n'y a rien de plus que ce que j'ay cité cy deſſus de Galien, qui établit la glotte ou languette principal Inſtrument de la voix. Or c'eſt ſi peu dire qu'elle eſt le ſeul Inſtrument de la voix, que c'eſt inſinuer le contraire. Je n'y vois nulle excluſion de l'âpre artere, comme y ayant quelque part par ſes anneaux cartilagineux. Ainſi le ſeul avantage que M. Bernier ait ſur Galien, eſt de ne s'être pas declaré pour l'âpre artere, non plus que Fabrice d'Aquapendente, Spigelius, Verheyen, & peut être quelques autres qui ne ſont pas venus à ma connoiſſance.

m *Si les Anciens & presque tous les Modernes se sont trompez......*
Ce n'a été ny manque de génie ..... On le voit parfaitement par la lecture du Livre de Galien, de la dissection des Instrumens de la voix, *chap.* 2. car quoique ce passage n'excluë pas nommément l'âpre artere de toute part au son de la voix, il est impossible d'aller plus droit au but que ce grand Auteur y a été en cet endroit, pour faire entendre sans le dire, que la glotte seule fait la voix. Cependant outre que c'est un passage contre plusieurs autres, il revient au chap. 6. à dire, que la tête de l'âpre artere par la surface interne de ses cartilages est cause de la voix, ce qui remet les choses qu'il vouloit éclaircir dans la confusion où elles sont demeurées depuis. Peut-être avoit-il parlé plus distinctement dans les Livres qu'il avoit faits de la generation de la voix, & qu'il cite, *liv. VII. De l'usage des parties*, *chap.* 5. Mais ces Livres là sont perdus. Celuy-cy ne se trouve imprimé qu'en Latin. C'est un des ouvrages de Galien qu'on lit le moins, quoiqu'il merite fort d'être lû.

n *L'air fait & souffre violence* ...... *en plusieurs manieres qui seroient trop longues à expliquer* ..... Toutes ces manieres resultent de ce qui suit. La double membrane dont l'entr'ouverture constituë la glotte, est dans sa partie inferieure qui regarde le canal de l'âpre artere contournée en voûte *en tiers point* dont la clef est un angle aigu curviligne, veu par le concave, d'où il s'ensuit que l'air étant un liquide, la canne de l'âpre artere doit être considerée comme un tuyau de fontaine; le larynx comme un ajustoir; son ouverture, c'est à dire la glotte, comme celle de l'ajustoir; la force avec laquelle l'air est poussé, comme la charge du reservoir; l'air poussé par cette force au travers de la glotte, comme un jet d'eau. Or chacun sçait que les jets d'eau lancés au travers d'un ajustoir à plomb, terminé par une platine bien plane & bien de niveau & percée à plomb, d'un trou bien rond, & bien limé, font leur baguette nette, & maintiennent sa rondeur à une hauteur d'autant plus considerable, que la charge est plus grande, comme au contraire les ajustoirs coniques en dedans, dont le diametre va diminuant jusqu'à l'issuë, forment des jets dont la baquette s'éparpille en goutes beaucoup plus prés de l'ajustoir à charge égale, & encore plus prés, si la charge est moindre. Il est probable que la raison de cette difference entre les deux especes d'ajustoir, est que les parties d'eau qui se presentent à sortir de l'ajustoir conique, les unes, vers l'axe du jet, se presentent pour sortir directement de bas en haut, les autres contraintes par les côtés inclinés de l'ajustoir font effort de droit à gauche, & de gauche à droite, & ainsi dans toute la circonference du jet, de sorte que les parties d'eau qui sont à la circonference, jallissent avec une tendance mutuelle à se traverser les unes les autres, ou à rejaillir les unes contres les autres. Il eſt aiſé d'appliquer cecy à un ajuſtoir dont le dedans ſeroit voûté en tiers-point & l'iſſuë compoſée de deux ſegmens de cercle appliqués l'un à l'autre. Car le contraſte des parties de la circonference du jet les unes contre les autres, & contre l'axe du jet, doit être d'autant plus grand, que les parties ſont plus inclinées les unes contre les autres, que celles d'un jet d'eau formé par un ajuſtoir conique. Il ſeroit aiſé de voir l'effet d'un ajuſtoir de cette figure interieure ſous une mediocre hauteur de reſervoir. Mais il n'eſt pas difficile de prevoir qu'il pourroit s'éparpiller preſque dés la ſortie de droite à gauche, de gauche à droite, ſur tout, ce jet n'étant qu'une lame d'eau trés-mince, & la charge mediocre. Or ce qui doit arriver à l'eau, doit à plus forte raiſon arriver au jet d'air pouſſé de bas en haut au travers de l'ajuſtoir de l'âpre artere. Car les parcelles d'air ont moins de liaiſon entre elles que celles de l'eau, & la compreſſion de l'air par la poitrine, ne peut être comparée qu'à une charge d'eau trés-mediocre. De ſorte qu'on ne peut preſumer, ſur tout en cette figure de jet lancé par une force auſſi mediocre, que les parties au tour de l'axe entrainent bien loin dans ſon cours les parties laterales du jet. Voila pour le contraſte & le briſement de l'air qui fait le ſon. Or il eſt aiſé de comprendre que la ſeule ſortie de ce jet d'air entre deux lévres bandées capables de reſſort doit y cauſer des vibrations plus ou moins preſſées à proportion qu'elles ſe trouveront plus ou moins bandées, mais cecy regarde les tons dont il ſera parlé cy-aprés. J'abandonne le reſte de cette Theorie à l'intelligence du Lecteur. Ce peu luy ſuffira, & n'auroit fait qu'allonger le diſcours ſans inſtruire davantage l'Auditeur dans une Aſſemblée publique, où d'ailleurs il n'eſt pas permis d'ennuyer des gens dont la preſence honore l'Academie, & que la foule & leur propre honneſteté, empêchent de ſe retirer avant la fin de l'Aſſemblée.

o *Je l'ai trouvé bien marquée* . . . . . . C'eſt dans la III. partie du Livre qu'il a fait du larynx organe de la voix, *chap.* 2. *pag.* 133. *de l'Edition de Theodore de Bry, in fol.* 1607. *vers la fin de la page*, Il dit, *que perſonne juſqu'à lui, n'avoit connu cet uſage*, & il a raiſon. Mais il ne prévoyoit pas qu'on ſeroit cent ans ſans en parler, & ſans luy en rendre l'honneur qu'il a merité. Caſſerius ſon diſciple a dit, comme en paſſant, un mot qui fait croire qu'il en a eu connoiſſance, mais ſans rien appuyer, ny même nommer Fabrice ſon Maître; tant il eſt vray qu'il n'y a rien de ſolide à eſperer pour les Inventeurs dans ces recherches, que la connoiſſance & la communication de la verité. *Le paſſage de Caſſerius eſt au Livre II. du larynx chap.* 18. *pag.* 156. *de l'Edition de Ferrare*, 1601. *in fol.*

p *C. ſol ut d'en bas du Claveſſin* . . . . . C'eſt le ton le plus bas des 4 octaves qui font presque toute l'étenduë du clavier, excepté le G. re sol à la quarte au dessous de ce C. sol ut. Ce G. re sol est dans la plûpart des grands Clavessins, la premiere marche du Clavessin à compter de gauche à droite; ce que j'ajoûte pour ceux qui voudront entendre le son du C. sol ut d'embas, & qui n'ont pas de connoissance du clavier.

q *Regale à vent* . . . . . Je l'appelle ainsi pour la distinguer d'un autre Instrument que les faiseurs d'Instrumens appellent, *Regale*, & que j'appelle cy-aprés, *Regale de percussion*, pour le distinguer de celuy-cy, parce qu'on jouë de cette Regale en la frappant d'une boulette enfilée du bout d'une petite baquette. Cet Instrument est composé de 8 ou 15 bâtonets de semblable diametre, mais de differentes longueurs déterminées selon les proportions harmoniques des tons & demi-tons d'une ou deux octaves. Ces bâtonets sont enfilez & rangez de suite, selon l'ordre naturel de ces tons & demi-tons avec des grains de chapelet entre deux qui les empêchent de s'entretoucher. M. Perrault appelle cet Instrument *Claquebois (II. partie du Bruit chap. 12. page* 177.) & le range avec beaucoup de raison entre les Instrumens qui semblent n'avoir point de son imitable à la voix, examinés en detail, & qui ont tous les tons étant examinés successivement dans toutes leurs parties.

* *J'ay entendu des voix de basse qui faisoient resonner les voûtes des Eglises* . . . . . . On connoît le resonnement de la bouche par une experience moins forte à la verité, mais plus vulgaire. C'est celle de ce petit Instrument, nommé, *Trompe à laquais*, ou, *Trompe de Bearn*, car si le tenant d'une main, on bat de l'autre le ressort qui fait tout le son de cet Instrument, il ne fera presque nul bruit. Mais si on tient le corps de cet Instrument entre ses dents, dés qu'on battra le ressort avec la main, il produira dans la bouche un bourdonnement sonnant qui se fait entendre d'assez loin, & sur tout les tons les plus bas. V. M. Perrault, (*Essais du Bruit, II. partie, pag.* 181. 182. 183.) Je cite cet endroit pour donner lieu de connoître en quelle maniere un resonnement plus fort que le son qui l'excite peut donner à un son uniforme des tons differens, qui ne sont differens que par la variation du resonnement; car cela se voit plus clairement dans ce petit instrument, que dans le haut-bois, parce qu'on entend tout ensemble & le ton du ressort, qui est toûjours égal à luy-même, & produit un faux bourdon, & les tons du resonnement qui est celuy de la bouche, qui, selon qu'elle est plus ou moins ouverte par les divers mouvemens des lévres, moins profonde ou plus profonde par les differens degrés d'approche ou de retraite de la langue, fait des tons, differens du resonnement, du plus haut au plus bas de son étenduë musicale.

** *Voix de basse à l'unisson du C. sol ut d'embas* ..... Par exemple, celle de M. Rossignol autrefois Musicien de l'Opera de M. de Sourdeac, & presentement encore M. du Four Musicien de la Chapelle du Roy.

*** *Chacun peut voir sans dissection les differences d'ouverture de la glotte, selon les differens âges dans les deux sexes* ...... M. Mery l'un des Anatomistes de la Compagnie m'a communiqué en differens temps de 12 à 15 ou 16 larynx des deux sexes, depuis la naissance jusqu'à l'âge decrepit. J'ay mesuré les ouvertures des glottes, j'en ay examiné la situation par rapport aux cartilages tant anterieur que posterieur, & sa composition, & j'ay consideré à loisir les attaches des muscles propres & communs du larynx tant interieurs qu'exterieurs. C'est des reflexions que j'ay faites sur la structure de ces parties, que j'ay tiré tout ce que j'ay dit par rapport à la situation, la composition & la structure de toutes ces pieces. Comme la plus grande & la principale partie de tout cela est fort different de tout ce que j'ay autrefois lû dans les Anatomistes, j'ay prié M. Mery d'examiner de nouveau cette partie, & sur tout la composition de la glotte que je n'ay eu le loisir d'examiner par la dissection que dans deux larynx, où je l'ay trouvée conforme à elle-même dans toutes les circonstances essentielles, la dissequant par le dedans du larynx entr'ouvert par les cartilages posterieurs. Elle étoit formée, comme j'ay dit dans le Memoire, d'un écheveau de fibres presque charnues dans l'un des deux sujets, & dans l'autre tendineuses, trés-fortement attachées en devant vers le bas du cartilage anterieur, & par derriere tout au bas des cartilages posterieurs. Les muscles exterieurs propres du larynx, naissent tous du cercle cartilagineux, sur lequel les autres cartilages tant l'anterieur que les posterieurs, sont fondez & ont tout leur jeu. Ces muscles exterieurs sont attachés au bord inferieur des cartilages mobiles ; leurs fibres dirigées de bas en haut s'écartent obliquement du milieu des deux faces opposées anterieure & posterieure du cartilage annulaire, pour s'attacher aux parties laterales inferieures du cartilage anterieur, & des cartilages posterieurs. Quant aux muscles interieurs du larynx, il paroît que les Auteurs les ont peu examinés jusqu'à present (*V. Diemerbroëck, l. II. c. 15. de son Anatomie, pag. 330. de l'Edition de Lion 1683. où il cite Riolan sur l'origine de ce muscle, sans dire de quel Ouvrage il a tiré le sentiment qu'il luy attribuë.*) Je ne sçay que Riolan qui ait dit, que dans l'homme la glotte est formée par l'extremité du muscle Tyroarytœnoïdien (*Anthropographie, liv. IV. c. 11. pag.* 2?1 mais il n'en dit pas davantage. Ce qu'il appelle extremité du muscle Tyroarytænoidien, est ce que j'appelle cy-dessus *écheveau de fibres tendineuses.* Elles sont dirigées comme la glotte d'avant en arriere, & appuyées suivant la même direction d'un plan de fibres charnuës paralleles à ces fibres tendineuses. Quant au muscle Thyroarytænoidien, M. Mery m'a fait voir par la dissection qu'il en a faite à ma priere, qu'il est composé de plusieurs directions trés-differentes de celle des fibres tendineuses & charnuës qui forment la glotte, & les directions qu'il a remarquées dans le muscle Thyroarytænoidien sont assez differentes entre elles pour établir plusieurs muscles, ou au moins un muscle composé de trois directions trés-differentes. Il m'a fait voir aussi au dessus de l'écheveau tendineux longitudinal de la glotte, un plan de fibres charnuës transversales, qui pourroient bien être une des causes qui maintiennent le cintre du contour de la glotte, & servir d'antagoniste à l'écheveau & au plan longitudinal, sans compter le ressort qui peut être dans la membrane qui couvre & enveloppe tout cela. Mais tout cecy demande un plus grand examen ; car ne suis pas encore assûré, si l'écheveau tendineux qui est une chorde trés-forte, quoique trés-delicate, fait un muscle à part bien circonscrit & distingué du plan charnu qui l'accompagne dans la même direction. M. Mery soubçonne cet écheveau tendineux de n'être qu'un simple ligament, en effet l'attache de ces fibres a deux cartilages opposés, & la structure ordinaire des muscles sont pour luy. Mais la necessité indispensable d'un mouvement de tension dans cet endroit, peut justifier une structure extraordinaire qui ne peut manquer au besoin à la mechanique du Createur, & dont on voit tant d'autres exemples dans l'Anatomie comparée. En attendant que M. Mery démêle tout cela, il me semble que j'en connois assez pour oser dire qu'il me paroît certain que l'usage des muscles exterieurs du larynx à l'égard de la voix, est de tenir ferme la caisse composée des cartilages du larynx & la mettre en état de donner un fondement suffisant au jeu des muscles propres de la glotte, qui sont seuls capables de faire la manœuvre de cette merveilleuse ouverture en la bandant de devant en arriere, & la contrebandant par les côtés dans tous les degrés necessaires à la voix & à tous les tons dont elle est capable. Ce qui sera tenu pour prouvé à qui considerera bien les suites de la mechanique que je viens de décrire.

Il est vray que l'endroit de l'insertion des muscles exterieurs aux cartilages anterieurs, & aux cartilages posterieurs, ne leur donne pas grand force pour tenir la caisse du larynx en état, car ces muscles ne s'attachent qu'au bord inferieur de ces cartilages, or c'est là precisément le centre de leur mouvement en avant & en arriere, qui seul peut concourir à contrebander la tension volontaire de la glotte sur ses deux attaches, mais 1°. Cette situation des muscles seroit beaucoup moins propre à dilater & à resserrer la caisse, qu'à la tenir en état. 2°. Le cartilage anterieur a outre ses deux muscles exterieurs propres le contact ou attache au même endroit des deux grands muscles bronchiques, ce qui luy sert d'un puissant arrest contre la tension de la glotte. Les deux cartilages posterieurs n'ont pas un semblable avantage, mais ils en ont moins besoin, parce que le point fixe de la glotte en arriere, est precisément au centre du mouvement de ces cartilages, contre l'arrest desquels assûré par deux muscles fort charnus, il ne peut avoir que peu d'effet, au lieu que le point fixe de la glotte en devant, quoiqu'attaché assez prés du centre du mouvement du cartilage Thyroide, est beaucoup plus éloigné du centre de ce mouvement, & seroit par consequent plus capable de forcer l'arrest de ce cartilage, s'il n'étoit assûré par quatre muscles beaucoup plus forts que ceux qui bandent la glotte. Car encore que ces derniers soient plus en force par leur situation, ils peuvent n'avoir pas besoin de toute leur force pour les usages de la voix, & quand il seroit vray qu'ils en eussent besoin, ce qui n'est pas, il seroit difficile que deux petits muscles surmontassent l'effort de six muscles, dont les quatre moindres sont par leur corps au moins aussi forts, & les deux autres incomparablement plus forts. Et en effet ces six muscles tiennent contre la glotte dans la suppression volontaire de la respiration, qui dépend d'une action de la glotte incomparablement plus forte que celle d'où resulte la voix.

r *Quelque petite que soit cette étenduë, elle est physiquement parlant capable d'une subdivision infinie* . . . . . . Cela n'a pas besoin de preuve en Physique, ny en Metaphysique. Les Epicuriens & quelques Cartesiens n'ont pas laissé de le disputer. Mais il est inutile de contester pour établir des veritez claires par elles-mêmes. Cependant il est bon de sçavoir jusqu'où l'art peut aller dans la division des surfaces. Car comme cela passe l'imagination de tous ceux qui n'ont pas veu l'effet, on sera moins surpris de voir cy-aprés une ligne actuellement divisée en plus de 9600 parties. Les Ingenieurs pour les Instrumens de Mathematiques, divisent le poulce en plus de 400 parties égales & trés-visibles, d'où il s'ensuit qu'ils peuvent diviser actuellement l'intervalle d'une ligne en 32. $\frac{2}{3}$ C'est l'art tout seul aidé de beaucoup d'industrie qui fait cette division qui peut passer pour grossiere, puisque les yeux peuvent appercevoir chacune des parties de cette division. Ainsi les yeux aidez du Microscope pourroient dans chacun de ces petits intervalles multiplié 300 fois, comme il est aisé, designer des parties 300 fois plus petites, ce qui iroit à plus de 9600 parties égales dans une ligne. Mais l'art aidé de la nature va bien plus loin par les mains des Batteurs & Tireurs d'or, qui sans y penser, & avec des Instrumens fort grossiers, divisent une ligne d'or, les Batteurs en plus de 30034 parties égales, & les Tireurs

Tireurs d'or en plus de 123270 parties. On en peut voir la démonstration dans la Physique de feu M. Rohault, *I. Partie, c. 9. pag. 53. & 54. de l'Edition de Paris, in quarto, 1671.*

Ce ne sera donc pas là la difficulté, mais de sçavoir, si j'ay eu raison de dire que la seule ouverture de la glotte fait seule le son, &, par sa dilatation & son rétressissement, les tons de la voix. Un sçavant homme de mes amis grand Mathematicien n'en convient pas. Il ajoûte à l'ouverture de la glotte les vibrations de ses lévres, & à ces deux causes deux autres causes, le raccourcissement de la glotte, & les mouvemens de l'épiglotte considerée comme faisant à l'égard de la glotte ce que font ces avances d'étain ou de plomb, que les Facteurs d'orgue nomment, *Oreilles*, & qu'ils appliquent aux deux côtés de la lumiere de quelques tuyaux de tous les jeux d'orgue à bizeau, & sur tout dans les jeux nommez, *Flûtes & Doublette.* Nous convenons pour les deux premieres causes, qui dans le fonds n'en font qu'une. Toute la difficulté n'est que sur les deux dernieres. Sur cela, je dis, 1. Plus il y aura de causes, plus il y aura de combinaisons d'actions & de degrés d'action dans les causes, & par consequent plus la mechanique de l'organe de la voix, & ses effets seront admirables & difficiles à expliquer, ainsi on n'épargne rien pour la difficulté par cette multiplication. Mais nous n'avons droit ny de multiplier les causes, ny de dissimuler les difficultés. Il s'agit donc uniquement de rechercher & de reconnoître la verité. Or les deux causes prétenduës ne sont fondées que sur deux erreurs de fait. A l'égard de la premiere, je dis, que la glotte étant arrêtée à ses deux extremitez, ne se raccourcit point. Si elle pouvoit être raccourcie, ce seroit par l'approche mutuelle des cartilages avant & arriere. Or cela étant elle seroit relâchée, elle ne seroit donc pas en état de produire la voix. Elle n'est mise en cet état que quand elle est contrebandée par l'action des muscles exterieurs, qui joüant sur la base du larynx (*le cartilage annulaire ou Cricoide*) tendent par leurs attaches au cartilage anterieur (*Thyroide*) & au cartilage posterieur (*Arytænoide*) à les éloigner l'un de l'autre de devant en arriere, pour donner par devant & par derriere un fondement ferme à la tension particuliere & volontaire des lévres de la glotte. Ces cartilages font donc à peu prés en cet état l'effet d'un tambour; sçavoir le larynx, l'effet de la caisse du tambour; les muscles l'effet des cordes nommés, *Tirants*, qui tiennent en état la peau du tambour, comme tous les *Nœuds* qui bandent la peau, font ensemble l'effet des fibres des lévres de la glotte. On voit bien qu'il ne faut pas prendre ces comparaisons à la rigueur. Voila pour la premiere erreur de fait. Quant à la seconde, qui est le mouvement prétendu de l'épiglotte contribuant aux tons bas par son approche vers la lumiere de la flûte, c'est à dire, vers la glotte, il est certain & avoüé par tous les Anatomistes les plus exacts, que ce cartilage n'a point de mouvement volontaire & actif dans l'homme. Or la cause de la voix est une action, & cette action est volontaire. Nous voicy donc revenus à la simplicité de l'organe que j'ay exposée, qui est l'ouverture des lévres bandées. On en fera deux causes, si on veut, pourvû qu'on considere & qu'on avouë que les differentes ouvertures sont l'effet des differens bandemens, & que les differens bandemens sont inseparables de la difference des ouvertures.

Pour en donner quelque idée, j'ay joint la Figure suivante où la ligne exterieure marque l'ouverture de la glotte, & les lignes ponctuées interieures, trois differens degrés d'approche mutuelle des deux lévres. Ces trois degrés donneront lieu d'imaginer les autres degrés qui sont presque innombrables. L'ouverture de la glotte est icy beaucoup plus grande qu'il ne faut par proportion à l'ouverture naturelle, c'est seulement pour éviter la confusion des lettres & des lignes.

Explication de la Figure.

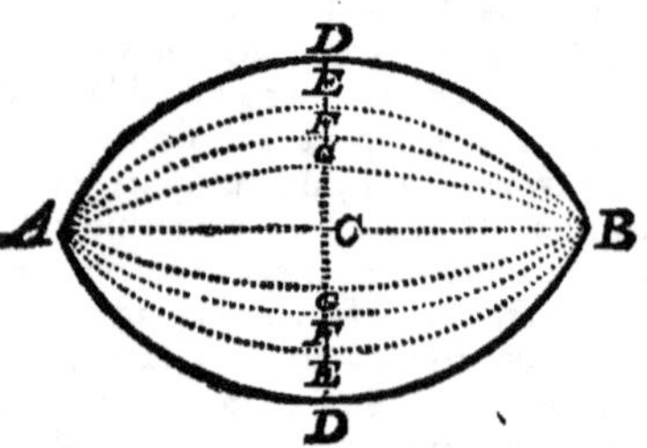

Je suppose, 1° Que la Figure *ADBDA* represente la glotte autant ouverte qu'il est necessaire pour former le son le plus grave, 2° Qu'ensuite la glotte se resserre en *EE* suivant les arcs *AEB AEB*, pour former un son plus aigu, 3° Que successivement elle se resserre en *FF* en *GG* & ainsi de suite pour former des sons de plus en plus aigus.

Dans ces differentes situations, ces arcs peuvent être considerés comme des arcs de parabole, qui forment avec la droite *ACB*, de doubles segmens qui representent des maniere d'ajustoirs par où l'air sort. Il est évident que l'air étant poussé avec la même vîtesse, la quantité qui en sort est proportionnée à l'ouverture de la glotte, c'est à dire, à la superficie des doubles segmens, laquelle est proportionnée aux axes *DD*, *EE*, *FF*, *GG*.

Si l'on suppose ensuite que l'air qui sort, forme un son aigu de plus en plus par intervalles égaux, on peut supposer alors que les lévres de la glotte bandées plus ou moins, étant considerées comme des chordes bandées, ces chordes s'accourcissent inégalement pour hausser le ton par intervalles égaux. Cette inégalité d'accourcissement dans les chordes pour hausser le ton, est visible sur le Monochorde. Or de cette inégalité dans l'instrument de la voix, resulte une autre inégalité dans la diminution du petit diametre de son ouverture. On peut donc supposer que ces axes *DD*, *EE*, où leur moitié *DC*, *EC*, *FC*, *GC* diminuent en proportion continüe de sorte que si l'ouverture de la moitié de la glotte *DC* forme un son & l'ouverture *EC* en forme un plus aigu d'une heptameride, on a lieu de croire que *DC* est à *EC* comme 435 à 434. ou que *DE* est $\frac{1}{435}$ de *DC*. Par la même raison, si l'on hausse derechef d'une heptameride, la glotte venant en *FF* se resserrera de la quantité *EF* qui sera aussi $\frac{1}{435}$ de *EC* & ainsi de suite, comme il a été dit dans le texte.

r *Cela se voit par les ajustoirs de differens diametre presentés successivement au même tuyau à même hauteur de reservoir* . . . On peut voir sur toute cette matiere le Traité du mouvement des eaux & autres fluides, *III. & IV. partie*, composé par feu M. Mariotte.

† *J'en connois deux, l'un en Dessus, l'autre en Basse* . . le Dessus est Mademoiselle de la Lande, fille de M. de la Lande, Sur-Intendant de la Musique du Roy. Elle a une tierce mineure au-delà des deux octaves, & tout cela d'une voix pleine, aussi forte, aussi nette & aussi douce, en *A mi la* d'enhaut, qu'au milieu de son étenduë sans compter deux grands tons un peu moins naturels, l'un plus haut, qui est le *B, fa si*, même le *C, sol ut*, en forçant, l'autre en bas, qui est la Clef d'*F*, *ut fa*, La Basse est M. du Four, Musicien de la Chapelle du Roy, dont j'ay parlé cy dessus sous la note **.

t *Depuis la plus basse heptameride jusqu'à la plus haute*. . . Celle-cy sera la 301. dans une octave, par consequent la 602 dans les deux octaves que je donne à la voix, & la 1204. demie heptameride. Car il a été dit & prouvé par experience, qu'une oreille juste distingue $\frac{1}{4}$ d'heptameride de difference de deux chordes d'accord à l'unisson dont l'une a été accourcie sur le Monochorde de moins d'une 2000 partie, & qu'une voix juste peut entonner & l'unisson & la difference.

u *Mais qui peut comprendre sans l'admirer une division si innombrable . . si inégale dans ses parties . . si inégalement inégales* . . . Elles sont entre elles incommensurables geometriquement parlant, mais on les doit regarder comme commensurables, car il s'agit d'un art practique, & par consequent dispensé de la rigueur geometrique. Cependant cela suppose 1204 degrés de subdivision d'un fort petit intervalle, qui va toûjours diminuant, & qui à chaque degré de diminution eſt toûjours diviſé en 435 parties, ou plutoſt en 870 à compter comme je fais, les degrés d'approche par demies heptamerides. Il faudroit donc pour eſtimer & diſtinguer ces diminutions & leurs proportions, depuis les plus baſſes demy heptamerides, juſqu'aux plus hautes, qui ſont auſſi juſtes les unes que les autres dans la pratique, 1. Diviſer toute la chorde en 870 pour avoir la premiere demie heptameride. 2. Diviſer cette premiere en 870 & en donner 869 à la ſeconde, 868 $\frac{1}{870}$ à la troiſiéme; 867 $\frac{3}{870}$ plus $\frac{1}{756900}$ à la quatriéme, & ainſi juſqu'à 1204 operations, les dénominateurs des fractions augmentant à chaque operation de trois chifres, ce qui produiroit une ſomme qui paſſe toute imagination humaine. Je dois ce calcul à M. Sauveur.

x *La Theologie naturelle . . . . . la plus noble des connoiſſances humaines. . . . .* Cependant un Auteur de reputation & de beaucoup de merite, dans un Ouvrage imprimé, digne d'ailleurs de l'attention du public, a crû pouvoir dire ce qui ſuit: *On n'a plus aucune idée du veritable Philoſophe, depuis qu'on prodigue cet auguſte titre à des gens curieux & oiſifs, qui ſe bornent à connoître quelques ſecrets de la nature, & qui paſſent leur vie à faire des experiences ſur l'air & ſur les vertus de l'Aiman.* Je ne puis me perſuader que l'Auteur ait eü deſſein d'inſpirer au public du mépris pour la Phyſique, & pour ceux qui la cultivent comme on fait depuis Bacon & Deſcartes. Mais le public aura peine à ne pas croire que le ſens naturel de ces paroles deſigne non ſeulement les Phyſiciens, mais les meilleurs Phyſiciens, c'eſt à dire, ceux qui eſtudient la nature d'une maniere utile aux arts qui en dépendent, avec les précautions neceſſaires pour s'aſſûrer de la verité, & qui, pour ne pas perdre le temps, ne s'appliquent dans la Phyſique qu'aux recherches qui ſont à la portée des hommes, & ſe renferment dans les bornes de la raiſon & des ſens. J'avouë que cette maniere de cultiver la Phyſique me paroît ſi raiſonnable, & même ſi philoſophique, que je ne puis comprendre comment l'Auteur auroit pû regarder de tels Phyſiciens comme indignes du nom de Philoſophe, & comme des gens curieux & oiſifs, qui paſſeroient leur vie à des choſes inutiles. Cependant il donne pour exemple de ces inutilitez, faire des experiences ſur l'air & ſur les vertus de l'Aiman. Il ſeroit pourtant difficile de trouver deux exemples plus propres à démontrer que la Phyſique eſt trés-utile, non ſeulement à la Theologie naturelle, à laquelle elle a toute entiere un rapport neceſſaire & naturel, mais à la Societé civile, & quelquefois même à la Religion. La moins importante de ces deux recherches, qui eſt celle de la nature de l'air, c'eſt à dire de ſon mouvement, de ſa peſanteur & de ſon reſſort, eſt trés utile à la Mechanique, à la Navigation, à la Medecine, à la Chirurgie, & les nouvelles découvertes qu'on y a faites, ſervent à reſoudre un nombre infini de Problêmes qui éclairent tous ces Arts. Et quant à l'Aiman, la Bouſſole ſeule fait le commerce des deux Hemiſpheres, & ſert à la communication de l'Evangile d'un Hemiſphere à l'autre. Cependant la Bouſſole n'eſt qu'une conſequence de deux ſeules d'entre les innombrables proprietés de l'Aiman.

Socrate que l'Auteur ne mépriſera pas, n'a pas mépriſé ſemblables recherches. Ariſtophane l'avoit voulu rendre mépriſable au peuple d'Athenes ſous l'idée exagerée d'un Vieillard qui s'applique ſerieuſement à des bagatelles. (*V. Ariſtophane Act. I. Scene* 2. *&* 3. *des nuées.*) Ces bagatelles étoient pourtant le Ciël & les plus petits Inſectes; les plus grands & les plus petits corps de la nature, & par conſequent les plus admirables. Auſſi Socrate ne s'en deffend il qu'en diſant : qu'il croyoit ces recherches au deſſus de luy. (*V. Apologie de Socrate dans Platon*) & je ne m'en étonne pas. La Phyſique étoit encore ſi jeune de ſon temps parmy les Grecs, qu'on peut dire, qu'il n'y a guere plus de 150 ans qu'elle ne faiſoit encore que begayer.

Platon que l'Auteur eſtime tant, & avec tant de raiſon, ne paſſera pas chez luy pour indigne de l'*auguſte titre de Philoſophe*, parce qu'il eſt Auteur du Timée, qui n'eſt autre choſe qu'une Phyſique, theologique, celeſte & ſublunaire, & l'Auteur ne l'en croit pas moins Philoſophe. Platon y fait intervenir, comme par tout ailleurs, le Heros de la Philoſophie. C'eſt Socrate qui donne la parole à Timée, c'eſt luy qui l'exhorte à expliquer l'origine, l'Auteur, la ſtructure du monde, des creatures intelligentes, de l'homme, des animaux & des Plantes; & il l'écoute avec beaucoup d'attention diſcourir de tout cela. Il eſt vray que le Timée n'eſt qu'une petite partie des Ouvrages de Platon, que Timée ne s'eſt pas *borné à rechercher quelques ſecrets de la nature*, & que Platon n'a pas *paſſé ſa vie à faire des experiences* : mais tant pis pour ſa Phyſique. 1°. Il ſeroit à ſouhaiter que Timée ſe fût un peu plus borné qu'il n'a fait; qu'il n'eût pas entrepris d'expliquer la nature des ames par des figures, & s'en fût tenu à ne chercher dans la nature que ce que les hommes y peuvent trouver, qu'il eût un peu plus fait d'experiences anatomiques, & ſur tout que Platon, plus ſage & plus ſolide que Pythagore, ſe fût appliqué à chercher des regles pour diſtinguer dans la Phyſique le poſſible de l'impoſſible, les choſes qu'on peut eſperer de trouver, de celles qu'on peut s'aſſûrer que nul homme ne trouvera jamais. Car c'eſt ſur ces dernieres que tombe tout le mépris que Socrate montre de tous les Philoſophes qui l'avoient precedé, uniquement appliqués à la Phyſique, cherchant l'impossible comme le possible, l'un & l'autre sans regle & sans conduite, & assûrant avec une égale temerité ce qu'ils sçavoient le moins, & ce qu'ils croyoient le mieux sçavoir. *(Voyez Xenophon, Apologie de Socrate.)*

2°. Quant au reste : qui est ce qui *passe sa vie* à des speculations & à des experiences physiques ? Les Medecins même qui sont obligés de s'y appliquer autant qu'elle peut être utile à leur Art, donnent incomparablement plus de temps à la pratique de la Medecine, & aux autres devoirs de la vie. Les Professeurs en Philosophie ne donnent qu'un quart de leur temps au plus à enseigner la Physique. l'Auteur croiroit-il qu'un Medecin & un Philosophe de profession, en fussent moins Philosophes pour faire leur devoir en recherchant ce qu'ils doivent connoître, & en cultivant ce qu'ils doivent enseigner ? Si un particulier maître de son temps se promenant, ou voyageant, ou conversant avec ses amis, s'occupe à faire des reflexions sur la puissance infinie, & sur l'art inconcevable du Createur de la nature, sera-il un *curieux* méprisable, parce qu'il ne détourne pas ses yeux des merveilles qui se presentent à luy d'elles-mêmes, & à tout momens ; & sera-il *oisif*, parce qu'il s'occupe dans son loisir ? D'ailleurs quel temps faut-il pour faire des découvertes considerables dans l'Histoire & dans les causes naturelles ? Ce temps est trés-souvent si court qu'ou ne peut ny le marquer ny le mesurer. Un coup d'œil, une reflexion trés-simple, trés-facile & trés-naturelle, suffisent pour découvrir une verité inconnuë, pour en tirer des consequences, pour imaginer des experiences décisives ; & tout cela faisant chemin, au milieu des affaires, & dans tous les états de la vie. Tout le travail & tout le temps est d'executer & d'écrire. Mais comme les loix n'y forcent personne, elle ne le deffendent à personne. Et cela étant je ne crois pas que personne fût en droit de blâmer quelqu'un qui *passeroit sa vie* à des recherches innocentes qui peuvent devenir trés-utiles à la Societé civile, & je crois même qu'il seroit à souhaiter qu'il y eût un peu plus de Physiciens qu'il n'y en a, occupez de cela seul, sans préjudice des devoirs de la Religion & de la Societé. Les Medecins & les Philosophes de profession en profiteroient & ces Physiciens éloignés du tumulte des affaires, des interests sordides & de l'ambition, contents d'un honneste necessaire, employant une partie de leur superflu à la recherche de la verité physique, n'en seroient que plus Philosophes.

Mais j'ay souvent remarqué qu'une partie de ceux qui ont du goût pour l'éloquence & pour les affaires, n'ont que du dégoût pour les sciences exactes & pour les Arts ; peut-être parce que ces choses demandent beaucoup d'attention, qu'on ne les trouve pas dans son imagination, & qu'elles ne tiennent point aux passions qui remüent ordinairement les hommes. Cependant les Sciences ne se combattent & ne se méprisent point les unes les autres, au contraire elles s'aident & se mettent mutuellement en honneur. On peut donc être Physicien sans être ignorant dans la morale, & on peut être sçavant en Morale, sans en être moins physicien. Et en effet j'ay connu deux hommes tous deux grands Mathematiciens & grands Physiciens, & pourtant grands Philosophes, au sens que l'Auteur l'entend, c'est à dire trés-sçavants dans la Morale, trés-reglés dans leurs mœurs & trés-fideles à tous les devoirs de la vie civile & de la Religion. Je les ay vûs de plus tous deux arrivés au degré le plus sublime de la dialectique & de l'éloquence, sans y avoir donné aucun temps exprés & presque sans s'en appercevoir. Cela étant je suis persuadé que l'Auteur n'en seroit pas moins ce qu'il est, philosophe, éloquent, utile au public, en un mot estimable par une infinité d'endroits, quand il auroit donné quelques momens & une partie des talens de son esprit à quelques recherches Physiques. Car elles luy auroient au moins fait connoître qu'il ne faut pas y passer sa vie pour parvenir à la connoissance de la verité en plusieurs choses importantes, & pour se mettre en état de la communiquer. Mais sans entrer dans ces recherches, il n'a besoin que d'un peu de reflexion pour reconnoître qu'on ne *profane* point l'*auguste titre de Philosophe*, en le donnant aux Physiciens, quand il aura consideré que l'application qu'ils donnent à la Physique les dégrade si peu, que l'Ecriture Sainte même, dans un de ces Livres qui renferment toute la Sagesse morale, politique & civile, exhorte tous les hommes à considerer, chacun selon sa portée, les Ouvrages que le Createur a faits sur tout, afin qu'ils les considerassent, & qu'en les considerant, ils apprissent au moins à le connoistre, à l'admirer & à le craindre, (*Eccl. III.* 14.) C'est ce que l'Auteur a vû sans doute, non seulement dans les endroits qu'il trouvera citez ici, mais en une infinité d'autres qu'il suppléera fort aisément. *Voyez, Ps. XVIII.* 2. 6. 7. *XXVII.* 4. 5. 6. *LXV.* 3. *LXXVI.* 12. *Ps. XCI.* 5. 6. *CII. CX.* 2. 3. 6. *CXXXVIII.* 14. 15. 16. *CXLII.* 5. *CXLIV.* 4. *CXLVII.* 15. 16. 17. 18. *CXLVIII. Dan. III.* 57. *&c. Rom. I.* 18. 19. 20. 21.

Y *Je ne prétens pas avoir épuisé cette matiere*.. Aprés tout ce qui a été dit, il resteroit encore à rendre raison, 1°. De la force de la voix humaine, qui semble être au dessus de toute proportion, comparée avec les dimensions de son canal & de son anche. 2°. De ses tons qui semblent n'être pas suffisamment expliquez par l'ouverture de la glotte & par les vibrations de ses lévres.

A l'égard de la premiere difficulté, la force de la voix n'exige pas en rigueur la profondeur du canal. Le sifflet humain a souvent un son trés-perçant, ſans aucune profondeur, puiſqu'il ſonne immediatement dans l'air vague, battu par l'air qui ſort des levres froncées & entrouvertes en glotte.

Quant à la 2e difficulté le canal de la voix n'ayant pas la dimenſion proportionnée aux tons, ſur tout des voix de baſſe; ce canal n'ayant pas aſſés de dimenſion pour donner le ton & dominer l'anche de l'homme: il ſemble qu'il faudroit pour donner le ton que l'anche dominât le canal, c'eſt à dire, qu'elle ſeule donnât le ton, comme il arrive dans la voix humaine de l'orgue où la languette a aſſez de longueur pour ſuppléér les intervalles des vibrations d'un tuïau de meſure par rapport au ton que ſa longueur luy donne. Car les vibrations de la languette d'un tuyau de Regale, ſont comme celles des Pendules, au lieu que celles des tuyaux ſont comme celles des chordes bandées, c'eſt à dire, beaucoup plus vîtes & plus frequentes à longueur égale, que celles des Pendules, de ſorte que les intervalles des vibrations d'une courte languette de Regale peuvent être égaux aux intervalles des vibrations d'une longue chorde bandée, quiſont celles d'un tuyau de meſure. Mais les vibrations de la glotte tiennent de celles des chordes bandées. Or comme ces deux chordes ſont trés-courtes, ſi elles étoient faites pour ſonner, elles ne devroient produire par elles-mêmes que des tons trés aigus & trés foibles. Elles ſont donc trés-éloignées de ſuppléer un canal de meſure. Voila la difficulté qui ne detruit ny le fait ny les cauſes propoſées, mais qui ne laiſſe pas de demander un éclairciſſement.

On dira peut-être que la conſiſtence de ces chordes ſupplée pour les vibrations la longueur qui leur manque. Car dans les Inſtrumens à chordes de metail, les chordes d'or & les chordes de fer paſſées à la même filiere, bandées par des poids ſemblables, & meſurées d'une longueur égale, ſonnent à plus d'une quinte l'une de l'autre, celle de fer à la quinte d'enhaut, & celle d'or fin à la quinte d'enbas. *(Voyés, Harmonie univerſelle du P. Merſenne, liv. III. des Inſtrumens à chordes, propoſition 19 pag. 151. de l'Edit. fol. 1637.)* Les Muſiciens diſent que cela va juſqu'à l'octave; & cela eſt vray, harmoniquement parlant, mais non en rigueur mechanique. Quoiqu'il en ſoit, il eſt probable qu'il y a indéfiniment plus de difference de conſiſtence entre les chordes d'or & celles des levres de la glotte, qu'entre les chordes de fer & celles d'or, quoique celles-cy ſoient d'un metail beaucoup plus doux & plus liant que le fer. On pourra dire encore que la conſiſtence ſi compoſée du canal exterieur pourroit ſuppléér la profondeur en quelque maniere. Car ſi les vibrations des tuyaux d'orgue ſont comme celles des chordes bandées, il pourroit être qu'un tuïau d'orgue compoſé d'une lame d'or, auroit un autre ton que celuy de la dimenſion ordinaire, & ſi la difference de ton répondoit

répondoit à celle qui se remarque dans les chordes, il ne seroit pas impossible qu'à deux tiers de longueur, il jetteroit au moins le ton de la quinte au dessous d'un tuyau de longueur & de metail ordinaire. Mais cela ne me satisfait pas, 1. à cause des énormes differences qu'il faut supposer. 2. Parce que les levres de la glotte ne sont pas des chordes faites pour sonner, mais pour fremir, & pour briser l'air, ce qui suffit pour le son, & pour varier les tons par les differens brisemens; 3. Parce que la difference des tons dans les chordes de metail, ne vient pas seulement de leur consistence mais de plusieurs autres circonstances qu'on ne peut appliquer aux levres de la glotte.

Je reviens donc à dire comme dans le Memoire, que la complication de l'ouverture de la glotte & du ressort des levres bandées, peut rendre les tons indépendans, & de la profondeur du canal, & de la longueur des chordes. Car le seul brisement de l'air suffit pour le son, & l'air mû de vîtesse dans l'air le peut briser suffisamment pour produire un son, & assés differemment pour produire les tons. Sçavoir comment tout cela fait une sensation, c'est moins une question qu'une espece de mystere physique qu'on demontrera inconcevable en nature. Mais le fait me suffit. En effet j'ai fait faire une anche d'orgue, comme pour un tuyau de Regale de six poulces, à laquelle je n'ay fait ajoûter que la chappe necessaire pour l'emboucher, sans aucun tuyau. Cependant cette anche sonne 8. pieds. On en fit l'experience dans l'Assemblée publique. Voila pour le canal. On s'en peut donc passer absolument. Quant à la longueur des chordes, on sçait que M. Marius fait des Clavessins brisés, qui déployés, n'ont que deux pieds & demi dans leur plus grande longueur, & dont les basses de leton guippées ou surguippées, ou de cuivre, ou d'argent, ou d'argent doré pour baisser de ton de plus en plus, sont à l'unisson des basses les plus longues des Clavessins de sept pieds de long, d'où il s'ensuit que par cet artifice, 1 sonne comme 3. Il prétend même que cela peut aller infiniment plus loin qu'il n'a eü besoin de le pousser. Ainsi la longueur des chordes pourroit être supplééе jusques à un certain point. Il ne s'agiroit donc plus dans cette difficulté que du plus & du moins. Mais sans avoir recours à ces supplémens, il suffit de repeter icy que dans l'instrument de la voix de l homme, les tons sont indépendans de la mesure du canal & de celle des levres, considerées comme une espece de chordes. Et il faut bien que cela soit ainsi, puisque l'effet de l'instrument de la voix de l'homme ne peut être revoqué en doute. Et en effet, j'ay depuis peu observé qu'un *Chassis bruyant* a sonné plus de 8. pieds malgré la disproportion de ses lévres & de sa profondeur, qui apparemment étoit trés-peu de chose, ou comme rien. Or il est dit dans le Memoire que ce Chassis est ce qui reſſemble le mieux à l'organe de la voix. Il faut donc que dans l'inſtrument de la voix de l'homme, les vibrations des levres de la glotte, donnent le ſon, comme l'anche le donne au corps du haut-bois; & que les vîteſſes & les quantités de l'air meü à travers de la glotte, donnent les tons & dominent les fremiſſemens de la glotte, comme les dimenſions du haut-bois dominent les fremiſſemens de ſon anche, & forment les tons de l'inſtrument. Auſſi ſuis-je perſuadé que dans tous les Inſtrumens de muſique, tous les tons ne viennent que des quantités, & des degrés de vîteſſe de l'air briſé.

www.ingramcontent.com/pod-product-compliance
Lightning Source LLC
LaVergne TN
LVHW012007160826
845678LV00002B/703

* 9 7 8 2 3 2 9 6 7 3 9 0 5 *